失智症

静 心 照 护

[德] 伊丽莎白·兰格 著

张 俊 银妍妍 杨 洋 译

重庆大学出版社

　　失智症是全球范围内日益严峻的健康问题之一。随着老龄化社会的加速发展，越来越多的家庭正面临着与失智症患者共同生活的挑战。如何在应对复杂的疾病管理与情感压力中寻求有效的支持与指导，是无数照护者的共同需求。《失智症——静心照护》一书正是应此需求而生，旨在为读者提供科学实用的照护知识和贴近日常生活的建议，以帮助他们更轻松地面对失智症带来的多重考验。

　　本书由重庆城市管理职业学院的张俊、山东理工职业学院的银妍妍以及重庆光大百龄帮康养产业集团有限公司的杨洋共同编译完成。张俊主要负责编译本书的核心内容，包括失智症的医学基础、风险因素以及护理过程的个性化设计等部分；银妍妍负责编译失智症患者的日常护理技巧及干预方法部分；杨洋负责编译法律、财务框架条件以及与患者相处的实用技巧部分。三位译者结合各自在学术研究与实践经验中的独特见解，共同完成了这本内容翔实、贴近实际的护理指导书。

　　通过科学的分析和贴心的建议，《失智症——静心照护》力求成为读者在失智症照护道路上的重要支持工具。无论您是初次接触失智症的家庭成员，还是已有丰富经验的专业护理人员，本书都能够为您提供帮助和指导。

　　在编译过程中，三位译者秉持严谨的态度，力求内容通俗易懂、贴近读者需求。我们衷心希望本书能够帮助更多家庭更好地应对失智症带来的挑战，为失智症患者及其家属的生活带来一丝安心与光亮。

译者

2024 年 10 月

● 关于疾病的背景知识，有助于您更好地理解护理对象，从而更加和谐、充满爱心地相处。

● 家庭护理中实用的日常支援和建议。

● 关于财务管理和"法定监护"的实用信息。

● 如何应对患者特殊或"令人困扰"的行为。

● 能够简化护理流程并增强患者安全的最新技术手段。

● 关于照顾失智症患者的全方位、深入的研究资讯。

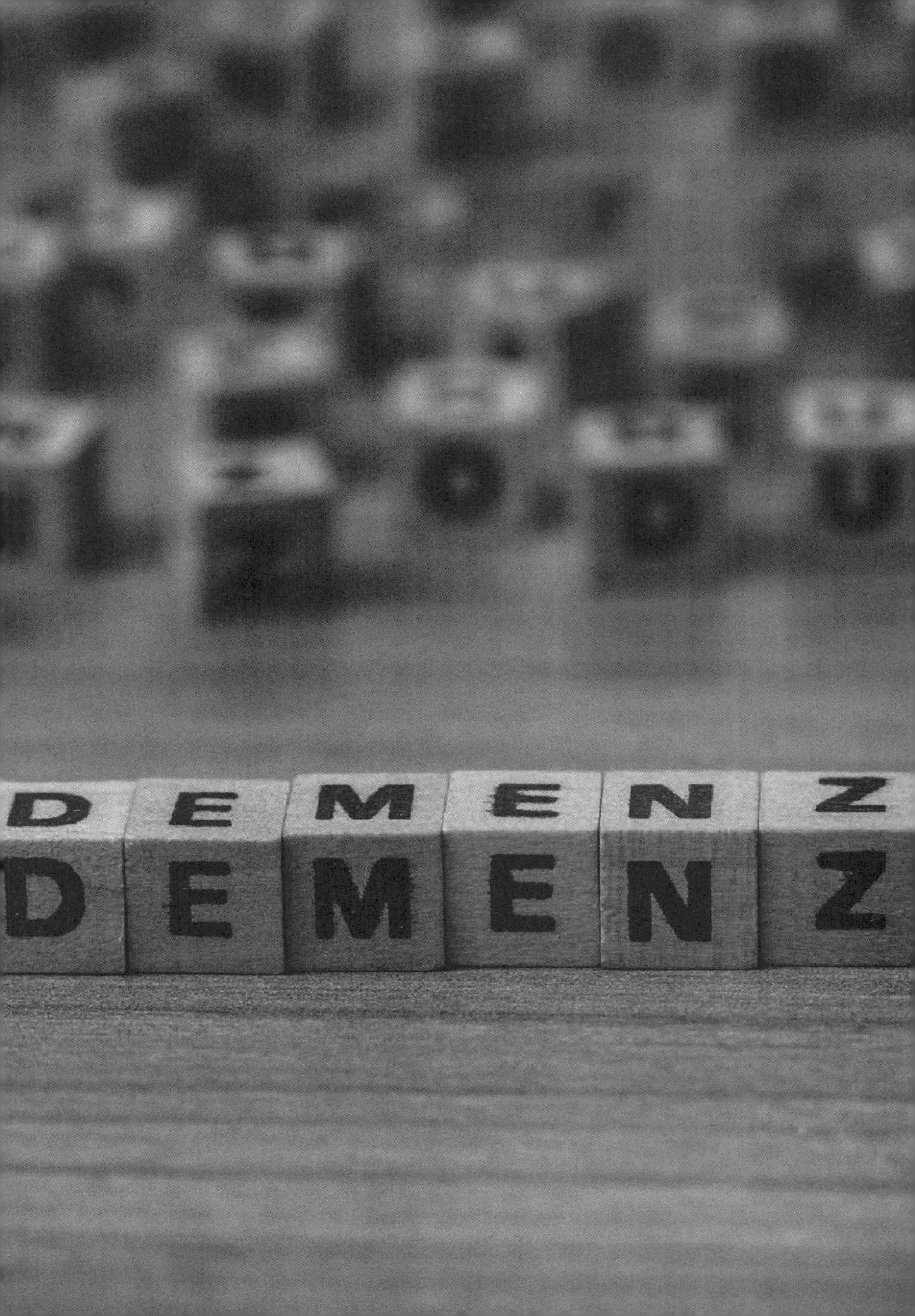
DEMENZ
DEMENZ

　　和往常一样，这一天我正走在回家的路上。我突然停下！什么都不记得了！再回过神来，我发现自己已经躺在了医院的病床上。有人告诉我，我失去了方向感，一直在重复同样的事情。有人问我出生日期和家庭住址。他们这样问我，我感到无助和屈辱。我是怎么来到这里的？我到底发生了什么事？

　　医生的回答是：摔倒导致了脑震荡。经过一夜的沉睡，我的噩梦在第二天早上结束了。当我醒来时，我已经恢复了意识，大脑也再次开始运转。然而，那几个小时的记忆却永远消失了。

　　我希望自己永远不会忘记这次短暂的失忆。特别是当我与那些大脑功能已不再完善的人打交道时。我想记住失去记忆的感觉，因为我认为，我们需要深刻理解那些患有失智症的人。

　　"你本来是营养学专家，怎么突然写起老年失智症的护理了？"当我在私人领域进行研究时，朋友们这样问我。也许是因为我想再一次回忆母亲最后的岁月，并且希望对其他人有所启发，让他们能比我当时做得更好。同时，作为一名记者和作家，我的职业技能也有助于我编写一本实用书籍，这本书有望成为市面上众多沉重的自传作品中的一股清流。因为那些悲痛的个人故事中常常包含了一些未经查证的建议，我们不应该盲目地接受它们。

　　此外，还有另一个原因：时至今日，在失智症患者的家庭护理中，团队精神并不是特别突出。人们常常有这种感觉：每个人都在孤军奋战。至今，依然只有少数人愿意在自己的社交圈中寻求帮助或者与他人一起进行护理。我希望能够通过这本书鼓励读者们迈出这一步。

　　致以最诚挚的问候

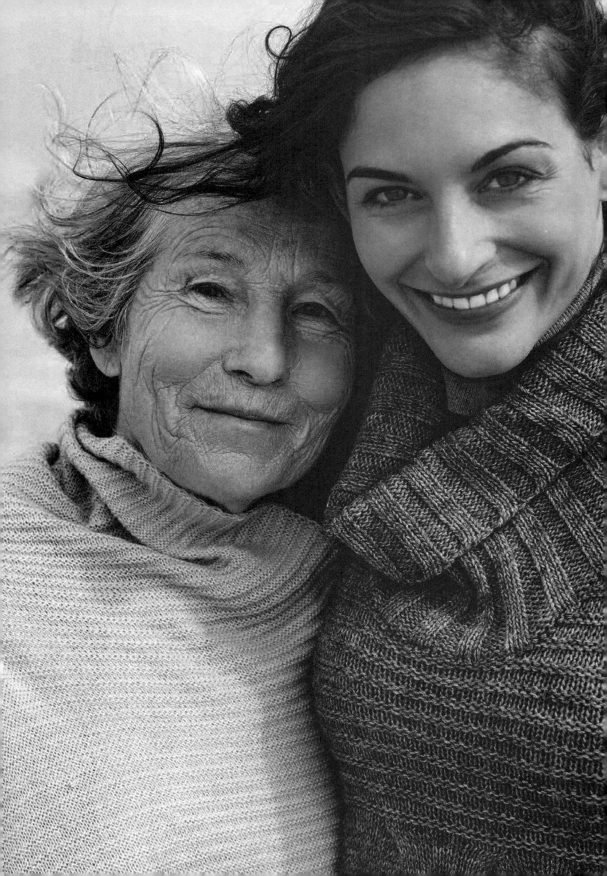

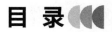

坦诚作为途径

　　失智症、阿尔茨海默病、智力衰退——只要一想到老年，这些词就如同威胁一般盘旋在我们头顶。了解相关信息，真正掌握相关知识，便可以消除一些恐惧感。如果我们已经成为或即将成为照护者，就更应如此。

打破禁忌

羞愧、气馁、不知所措——还是更好：知情、开明、支持？我们如何看待失智症，可以决定我们如何成功地与健忘的人打交道。

当您拿起这本书时，您可能正在担心一位变得越来越健忘的家人。您可能是他的伴侣或子女，是他最亲近的人，而且马上需要承担起更大的责任。或者，您正在目睹一个健忘者给其家人带来的挑战。抑或您已经照顾患病的家人一段时间了，希望能够提升护理的质量。也许您从事护理行业，拿起这本书是为了更好地理解患者亲属的担忧，并更轻松有效地与他们建立联系。

然而，对于这种尽管已经投入巨资进行研究但迄今仍未被彻底战胜的疾病，我们应该如何应对呢？对于社会和个人来说，应对失智症都是一项挑战，每个人都可能面临这个问题。那么，什么可以帮助到我们呢？知识！实用的专业知识，可以帮助失智症患者、照顾他们的亲人和朋友尽量轻松地继续生活。然而关于失智症的刻板印象仍然占主导地位，很多人谈论它，却没有亲身经历过。

毫无疑问，揭露护理行业中存在的问题是媒体的职责之一。但当媒体揭露问题时，也可能会引发恐惧。因为从个人的角度来说，人们应该如何面对这一严重的社会问题？如何保护自己的家人或自己不受其影响？

当身边有人失去记忆时，我们通常不愿深入讨论这个问题。因为这种讨论会引发我们的担忧，害怕自己也会在未来失去记忆。直面自己的思维能力可能会逐渐减退，这对于怯懦的人来说确实不容易。

当我们发现失智症可能或正在影响我们的父母、兄弟姐妹等亲人时，这种情况往往让我们感到无助且难以承受。对此，我的建议是：为何不更加坦诚地面对这个问题呢？谈论患者和护理者在日常生活中所面临的问题，不要回避这个话题——这有助于更好地理解失智症，也能让我们更轻松地应对它。

据统计，在 65 岁以上的人群中，只有约 7% 的人面临患有失智症的风险。因此，并不是所有的"健忘"都是失智症。

更多资料也表明，护理对象及其家人的日常生活情况比许多人所想象的要积极！与那些阴郁的刻板印象相比，实际情况要温馨得多，因为绝大多数家庭都会全心全意地照顾他们健忘的家人，并在每一天的护理工作中不断进步和成长。当他们的努力收到成效时，他们会觉得这种照护是积极的、充实的。本书多处内容和主题都深刻体现了家庭成员在照护中所展现出的决心和热忱。而事实上，这些家庭成员共同形成了最庞大的护理力量！

对于我们这些身体健康的人来说，当我们以一种开放的心态去观察时，会发现，为了应对日常生活中的各种挑战，我们需要拥有一系列的心智能力和精神能力。只有当我们真正理解了健忘者的内心世界，并尝试从他的视角看待事物，我们才能为他们提供真正的帮助，同时也能更有效地利用自己的能量。理解并接受这种观点，我们才有可能从之前的刻板印象中解放出来，从而更加轻松、有同情心、愉悦地与健忘者相处，与之建立更加积极和健康的关系。

寻求支持和理解

幸运的是，德国是一个长寿之国。四十岁左右的人平均还有四十年的寿命。今天，我们都能够变得更加长寿，这是我们受教育程度提高与社会经济繁荣的结果。那么，是不是应该承认一个事实了呢？也就是说，随着年龄的增长，大脑的功能通常不再像年轻时那么完善，但也不是每个健忘的老人都会患上失智症。那我们当前应该如何应对记忆力减退呢？

请看下面方框中所描述的场景。您能设身处地地感受到这段火车旅程中的气氛，那沉重的寂静感、那难为情和被羞辱的感觉吗？火车车厢中的五名旅客所承受的压抑，是因为他们都感受到了某种不可言说的社会禁忌。如果有人行为异常，不明白周围发生了什么，我们中的许多人都会选择视而不见。我们甚至认为假装什么都没注意到是一种礼貌。

坦诚的作用 —— 第一部分

让我们踏上火车之旅。在汉堡火车总站，五个人登上了开往法兰克福的城际特快列车，坐在同一节车厢中。最后上车的是两个背着大背包的年轻人，他们一进车厢就向大家友好地打招呼。一位年长的男子对他们回以微笑并做了一个欢迎的手势。

两位女士穿着优雅的蓝灰色衣服，从外表看像是母女，她们忙着收拾行李，没有来得及打招呼。年长的女士坐下几秒钟后，立刻又站了起来，拿起她的包说："我们得下车了。"她的女儿坐在那里，低着头，轻轻地碰了碰她的手臂，轻声回答："不，妈妈，我们还要待一会儿。"母亲犹豫着重新坐下，但不久后又站了起来。

在接下来的几个小时里，这一幕几乎一丝不差地一再重演。除此之外，车厢里的其他人一直保持着寂静。在旅程结束时，母女俩显得疲惫不堪，同行的男士们在二人离开车厢后都松了口气。

在我们的例子中，女儿默默承受着痛苦，因为她知道别人是怎么看待她患病的母亲的。与此同时，她的母亲也因为陌生的环境而倍感压力。她因智力衰退而痛苦，在陌生、僵化、沉默的环境中作出了加倍敏感的反应。事实上，患有失智症的人通常对他人的情感变化和周围环境变化非常敏感。所以这就导致了合乎逻辑的结果：年迈的母亲想要摆脱这种她无法理解的压抑环境，她想要下车。

向失智症患者敞开大门

女儿对火车上乘客的预判与他们对老人的看法未必相符，并不是每个人都有与健忘症患者相处的亲身经历。尤其是年轻人，他们往往认为失智症患者都住在医养中心，当得知目前德国每三个失智症患者中就有两个人住在自己家里时，他们会感到非常惊讶。照顾失智症患者的重任并不是由国家或医疗系统来承担，而是由多年来照顾他们的家人、朋友和邻居来肩负。近三分之二的家庭照护者希望能够得到更多的情感支持。坦诚分享有助于实现这一愿望。当我们向他人讲述疾病的本质时，我们的忧虑也得到了释放，社会的禁忌也被打破，同时我们也期望得到他人的理解。我们甚至不必深入讨论这个话题——只需坦诚地与他人分享您照顾家人的经历。您可以描述这段经历给您带来的感受，其过程中遇到的挑战，以及其中可能带来的感动和启示。

事实是这样的：记忆可能会消逝，但情感永远不会。正如我们通过坦诚分享可以使未经历此情境的人感同身受照护者的情况，我们也可以尝试将自己置于患者的位置。让我们想象一下，如果因为我们的记忆衰退，大脑无法正常运作，那将会是什么样子。

如果我们周围的一切变得一天比一天更加难以理解，因为人们经常用一种难以理解的语言快速交谈，我们会作何感想？如果我们接收到新的信息、经历某件事或获得某种感觉后，这些信息和经历很快被遗忘，我们会作何感想？如果我们不再知道如何回答别人的问题，或者脑海中突然一片空白，不知道该说什么，那又该怎么办？

坦诚的作用——第二部分

如果女儿以一个温馨的微笑向其他乘客解释她母亲的举动，又会给这次火车之旅带来怎样的变化呢？在确保不会使母亲尴尬的同时，她可能会这么说："我们都有心不在焉的时候，我也曾有过下错站的时刻。"说这话时，女儿可能会握住母亲的手。她不需要特别地向其他乘客请求他们的理解，她的解释和行为本身就已经足够让其他乘客理解并对她母亲的状况表示同情和宽容。这样，不自在的沉默就被打破了。

也许在轻松的聊天声中，车厢内的尴尬气氛在不知不觉中就被消解了。人们开始互相分享自己的误车趣事，将笑声洒满车厢。在这样的氛围中，快乐与温暖不仅抚慰了那位困惑的母亲，也让每个人都感受到了这份欢乐。她可能会参与到谈话中，感受到他人的关心与尊重，由此变得更加放松。最终，她或许会在这份温馨的陪伴中小憩片刻，安然度过一段旅途，谁知道呢？

仅当信号在神经细胞的细小突触中以极快的速度传递时，大脑才能完美运作。相反，一个健忘的大脑则像在慢动作中工作一样。

我们不一定能回想起发生过的具体细节和整个事件的前因后果，但与特定情境相连的情感和感受却深深铭刻在我们的记忆里，留下了持久的印记。我可能不记得我的丈夫送过我香水，但当那种特殊的香味扑鼻而来时，总会让我感受到被爱的温暖。

反之，当旧时糟糕回忆不请自来时，恐慌、恐惧和痛苦可能会突然攫住我们。我们纵然努力让心智保持清醒，却徒劳无功，因为在那一刻，心智已无法辨别往昔与现实。我们可能会彻底迷失，不再能够理解这个世界——这不是比喻，而是实际的感受。害怕可能让身体不由自主地颤抖，直至温柔的怀抱将我们围绕，用充满爱意的安慰消解那份不安。

在一个陌生的世界里

在持续不断地面临各种压力和刺激的情况下，我们的感觉系统可能会感到过度疲劳和不堪重负。作为一种自我保护的机制，我们可能会不自觉地开始逃避这些压力和刺激，尽量减少与外界的交互和接触。我们的大脑试图通过避免处理过多的刺激来保护自身不受潜在危险的影响。这时，我们唯一的逃避方式就是回忆美好的旧时记忆。

但生活仍在继续。我们以前能够轻松完成的事情现在却变成了无法解决的难题。列购物清单、煮咖啡、系鞋带、打电话、抹面包……天哪，这些事情到底怎么做来着？

如果有人问我们想喝可乐、可可、咖啡还是茶，我们会不知如何作答，因为我们暂时忘记了它们的味道。如果对方催促我们立刻作出选择，我们就会惊慌失措。有时，我们可能会想到一个惯用的借口或恰当的回答，却无法确定它们是否足以让我们摆脱这种令人不悦的追问。

如果到最后追问过于咄咄逼人，我们甚至会因为自己的无能在他人面前彻底暴露而感到羞愧和愤怒，最终情绪失控，大打出手。但如果在生活中有人用爱心帮助我们重新找到方向，如果有人在身旁支持我们、安慰我们、增强我们的自尊感，这一切就不会发生。

随着病情的加剧，日常生活对我们来说变得愈发困难。思绪越来越快消失，周围的事物开始逐渐失去色彩，声音也慢慢变得模糊不清。只有在极少数的时刻，我们才能暂时恢复清晰的感知能力，能够短暂地看到和感受到世界的真实状态。这样一来，我们常常会感觉自己的生活好陌生。

深刻理解决定优质护理

当我们深切体会到失去记忆的人所承受的沉重压力时，家人、照护者，乃至整个社会，便会开启一段正确的旅程，我们也才能开始真正地帮助和照顾他们。

> 永远记住：尽管失智症患者有各种缺陷，但他也拥有过一段丰富的人生经历，是一个可爱的人。

多年来，护理学家、医学专家和精神科医生一直在研究如何通过关怀和合理的举止来减轻遗忘给患者带来的苦楚。因为显而易见的是，即便在疾病的压力下，人的本质逐渐发生变化，他仍然保持着自己的个性。直至生命的最后阶段，他通常对自己的处境仍有清晰的认识。即便在确诊多年之后，他依然保有对自己所处环境的一定程度的意识，并能够意识到自己由于疾病而面临的挑战和障碍。

当我们逐渐用真实的图片和信息替换掉脑海中那些恐怖的幻想时，我们的偏见就会消失。当我们与经验丰富的护理人员、志愿顾问尤其是家人坦诚交流时，将意外地发现一股乐观的力量。这种交流揭示了一个美好的可能性——即使在疾病的阴影下，人们依然可以享受生活，可以笑、可以谈、可以玩、可以唱，就像健康人一样。

温馨护理，舒缓身心——护理人员和护理对象

近年来，很多事情都向好发展，我们学会了吸取他人的经验教训，能够更妥善地与失智症患者相处。社会也变得更加开放，优质护理的新纪元已拉开序幕。因此，尽管困难重重，我们面对的绝不是一项无解的任务。

事实上，直到 20 年前，"失智症"这个冰冷的词汇只在医生和心理学家的交流中使用。在日常用语中，人们会说某人"脑子变慢了"或"脑子变迟钝了"。

有些人会用"心不在焉"来形容他们年长的亲人。有些人称之为"有点迷糊"，这听起来是一种温柔的说法。

人人都害怕被永久贴上"失智症"的标签。然而，研究人员还没有找到一个可量化的分界线，可以将脑部的正常衰老和退行性疾病区分开来。目前，我们还无法确切知道有多少人患有某种形式的认知功能退化。但我们知道，健忘本身还不是一种疾病。尽管如此，随着年龄的增长，大脑初期损伤发展成病理性遗忘的风险也在增加。

思维如何变化

衰老是生命的一部分。 我们常常忘记的是，它不仅影响身体，还影响思维。随着年龄的增长，我们的大脑中到底发生了什么？

当我们告别童年、停止发育时，我们的身体便开始逐渐老化。最初，这些变化微乎其微，几乎难以察觉，但随着时间的流逝，这些变化逐渐显现。灰白的头发、增多的皱纹、视力衰退、听力下降和关节僵硬，这些衰老的迹象，其根源深植于我们细胞的深处。那里的生物机制维护着我们的生命，但不可避免地也产生了大量有害物质。幸运的是，我们的身体每天都能以奇妙的方式清除大部分有害物质。至于那些由代谢废物造成的损害，我们的身体会在夜间休息时不懈地进行修复。

尽管我们身体中的维修团队工作得无比认真，但总有一些微小的残留物会被漏掉。这些微小的失误，在整个生命历程中看似微不足道，却每天都在推动整个过程的发展：老化。这一过程在每个人身上都以不同的方式展现，正如我们每个人的千差万别一样。可以说，这些都是生命自然流逝的副作用。

随着年龄的增长，我们每个人的大脑神经细胞数量会逐渐减少，神经递质的分泌也随之减少，神经细胞的保护层也会变薄。这一切导致的结果就是：我们的思维变得迟缓。大脑传递神经刺激、信息和反应的速度不再像过去那样迅速。我们同时处理多种刺激的能力也随之下降。

我们都知道，随着年龄的增长，思维不再那么敏捷，这是许多老年人常有的感受。但毋庸置疑，人们在变得健忘的同时，也可能拥有深邃的智慧。哪怕他们偶尔会放错眼镜或忘记邻居的名字，但这并不妨碍他们仍然受人敬重。因为在衰老过程中，虽然伴随着一些能力的减退，如记忆力和身体机能的下降，但它也带来了智慧、效率、策略和能力的增长。

老当益壮

我们人类能够活到今天这样的高龄，实际上是一个相对较新的现象。美国研究人员通过对化石的研究发现，大约在 3 万年前，人类的平均寿命才开始显著提升。专家们认为，正是因为社群中出现了更多经验丰富的老年人，我们的现代知识文化才得以形成和发展。然而，在历史长河中，今天许多人所享有的高龄，在过去可谓是极为罕见的现象。

若老年人的思维不再如中年或年轻人那般敏捷，我们没有理由对他们摆出高人一等的姿态。

可以预见的前景

虽然我们的寿命在延长，但这个过程可能伴随着我们认知能力的下降。当人活到一百岁时，或许变得有点"糊涂"也不失为一种"乐趣"。有时候，面对"你还记得……吗？"这样的问题，我们可能真想用一个断然的"不知道"来回答。但事实上，这种能力衰退的过程比我们预想的要更早开始。美国密歇根大学的研究人员调查了一群年龄在 20 岁与 90 岁之间的人，研究他们的词汇量、知识、学习新事物以及处理信息的能力。结果显示，人们的某些能力并不是在晚年才开始衰退，而是早在 20 岁时就已经开始。进入成年期以后，这种能力的衰减会以非常细微、几乎不易察觉的速度持续发生。

大脑的最佳表现

我们的大脑由 200 多亿个神经细胞组成，正是这些细胞细长的枝状突起赋予了我们思考、感知、行动和规划的能力。每个神经细胞都向外伸展形成突起，与多达 10 000 个其他神经细胞构成灵活的连接网络。这些细胞通过它们的交会点"突触"进行相互"对话"，构建起一个类似互联网的庞大网络。在这个网络中，数十亿个参与者以错综复杂的方式互相传递信息。

假设我们正在过马路，突然看到了一只狗。那么在我们的大脑内部会发生什么呢？当刺激从视神经传达到大脑的高级中枢时，负责处理这些信息的细胞就会开始识别并反应。比如在这个例子中，它们可能会识别出"一只四脚动物，有着灰色的毛皮"。这种感觉随后会被传递到大脑的边缘系统，这是一个负责处理情感、记忆等多种功能的大脑区域。

在边缘系统中，情感加入进来，对这只狗进行评估，可能是这样的：不用害怕，它不危险，看起来很可爱，摸摸它会很开心。但如果大脑将这只狗判断为危险，那么恐惧感就会激活一个应激基因，导致肾上腺皮质释放压力激素皮质醇。紧接着的第二个警报信号会传送到脑干，并刺激脑干内特定的区域，这些区域又会激活我们的身体。这一切为了什么？为了在必要时，我们能够与这只狗搏斗或逃跑，确保自己的安全。

健忘又睿智

随着年龄的增长，我们准确评估周遭世界的能力逐渐下降。不过，大脑采取了一些令人赞叹的策略来弥补这些缺陷。脑电波的测量结果显示，老年人在注意力方面有显著的提高。他们的观察比年轻人更为细致，对细节也更加关注。

因此，大脑能够通过加强注意力在一定程度上补偿衰老带来的不足。老年人比年轻人观察事物更为细致，有时可以作出更为明智的判断。有一句话可以概括："年轻人可能跑得快，但老年人知道捷径"。

我们为此努力

全球数百个研究团队经过不懈努力，已经揭示了关于人类大脑的诸多新发现，但直到现在，还没有专家能够完全拼出这幅生物拼图。还有很多未解之谜：为什么有些人的大脑会逐渐退化，有的人会得阿尔茨海默病，有的人会患上帕金森病，还有些人老年时会出现血管性失智症，或者患上最常见的混合性失智症。当然，基因在这个过程中肯定有一定的影响，但不良的生活方式、不当用药、过度饮酒、肥胖、缺乏光照和运动等因素似乎也都与此有关。也许还有其他我们至今未曾深入探究过的原因。

由于研究人员尚未完全明确健忘者的生物学特征，因此目前也没有药物能够有效治疗健忘症。

确诊——然后呢？

目前还没有药物可以预防或治愈失智症。但为什么我们还需要进行诊断呢？诊断难道不是只会增加负担吗？找到适合每个人的答案并非易事。首先要考虑资金问题：只有在医生正式诊断之后，医疗保险和长期护理保险才会承担治疗费用。此外，还有其他多种因素使得诊断变得尤为重要。最关键的是，如果能早期发现认知能力的下降，患者及其家人就能更好地规划未来的生活。而且，他们准备得越早，就越能得心应手地应对长期护理。

在面对大脑退化的问题时，不仅社会环境缺乏足够的关注，许多发现自己出现初期症状的人也常常否认这一事实。他们往往长时间自己偷偷地与日益严重的记忆退化进行斗争。在这个过程中，他们有时会编造出巧妙的借口，以掩盖自己忘记重要事情的事实。他们希望没有人注意到这些他们无法抵抗的变化。

　　失智症的早期阶段是充满压力的，因为一开始即使是最亲近的家人也无法理解患者正在经历的变化。

墙上的标语

　　如果轻微的健忘只是正常衰老的一部分，那么在什么情况下才真正值得担忧呢？医生和护理研究人员将失智症定义为一种退行性脑部疾病，在这种疾病发展过程中，脑细胞会逐渐死亡，神经细胞之间的连接也会变得更加脆弱。当出现以下几种症状时，就应该进行全面的医学检查。

◆亲人变得比以前更加沉默，经常待着不动，变得内向。

　他／她看起来心不在焉，有时甚至非常悲伤。

◆他／她时而表现出极度不安，看似漫无目的地徘徊。

◆他／她对现在的生活似乎失去了兴趣，越来越多地沉浸在回忆中。

◆他／她越来越频繁地忘记约会、生日和预约了医生。

◆他／她有时甚至在熟悉的地方也会迷路，比如在平常散步的路上也会找不到方向。

◆尽管他／她以前兴趣广泛，现在却逐渐变得孤僻，只有在耐心劝说和陪伴下才愿意踏出家门。

◆他／她对电视节目、电影和书籍几乎都提不起兴致。

◆他／她经常无缘无故地变得易怒和紧张，有时突然变得攻击性很强，发脾气甚至动手打人。

◆他／她对家中或周围环境的改变非常抵触。

◆他／她的睡眠质量下降，经常在夜间走动。

◆最近一段时间，他／她变得更加焦虑和不信任周围的人。

◆他／她无法认出镜子中的自己，对镜中的"陌生人"感到
　恐惧。

伴侣和子女虽然很容易察觉到患者的行为有些异常，但他们往往很长时间都不明白背后的原因。毫无疑问，那些被诊断出智力将会衰退的人，首先就要适应这样的困境。

家人们的感受与患者相似。在一段时间内，他们在绝望与接受不可避免的命运之间摇摆不定。对于双方而言，接受这种情况需要和亲朋好友进行坦诚交流。

对许多患者来说，谈话或写作能够减轻他们的恐惧感，特别是当他们与其他同样处境的人交流时。

宁愿不知道？

当您作为亲属想要弄清楚情况，但您那健忘的家人却害怕接受诊断，不愿深入了解情况时，该怎么办呢？首先，可以咨询他的家庭医生。这位医生可以在日常的健康检查中检查他的智力是否有所下降。作为亲属，您最好提前向医生表达您的担忧。经验丰富的医生可能会用这样的方式跟患者交流："很多老年人都会有点健忘。我们是不是该给您做个检查，看看情况如何呢？"

如果检查结果令人担忧，家庭医生可能会把患者转诊到神经内科或记忆门诊进行进一步的检查，以便彻底检查并采取相应的治疗措施。

但要注意，并不是所有医生都能提供有效帮助。研究显示，家庭医生在处理这类问题上的能力参差不齐。这就是很多健忘的患者要么很晚才被确诊，要么根

本没有被正式诊断出来的原因。只有那些对失智症有深入了解的医生才能提供最佳的帮助。因此，您直接询问医生是否熟悉失智症是十分有必要的。如果医生对此了解不多，他们的处理方式可能会不够恰当。一方面，他们可能会低估记忆障碍的严重性，另一方面，由于对失智症缺乏足够的了解，医生可能过于草率地做出诊断，而没有意识到这可能带来的严重后果。

小心谨慎

一个 80 岁的前知名记者在接受胃部检查时，被一位年轻医生顺带诊断出患有"失智症"。然而这位医生并未注意到，这位曾经充满活力的老人已经服用安眠药很长一段时间了。实际上，是药物的副作用影响了他的思维，让他看起来精神恍惚。在停用这些药物几周后，这位老人精神再次恢复正常，他又能和朋友一起进行他一生都热衷的政治辩论了。

遗憾的是，并非每位专家都有足够的同理心，并愿意花时间清楚而委婉地说出真相。在接受诊断过程中，主要是互助团体提供支持，因为通过与他人交流，您会意识到自己绝不是孤身一人在面对问题。

令人头疼的专业术语

医生、专业护理人员和顾问们常常使用他们认为合适的专业语言。这种语言往往过于冷漠且晦涩，以至于普通人难以理解。这种医学术语就像秘密代码，只有内行人能理解，而像那些突然需要在家照顾亲人的外行人则被排除在外。那么，我们该如何应对呢？毕竟，和专业人士进行有效沟通，关乎我们和我们的家人。

如果在咨询过程中，您发现对方使用了太多专业术语，您可以友好且坦率地告诉他们，您不希望在复杂的专业用语中被迷惑，而是更愿意听到通俗易懂的表达。您可以这样说："感谢您的解释，但请您用日常用语再解释一遍，这样我就能完全理解了。"因为有一点很明显：无论多复杂的情况，总有办法用浅显的语言表达出来。而且，要求清楚地了解自己或家人的重症疾病情况是绝对合理的，这是我们作为患者或亲属的权利。

弱者的尊严

那么对于患者本人呢？我们应该和他们讨论诊断结果吗？当然，如果他自己想要明确了解情况，我们必须如实告知。对许多人来说，确诊的那一刻，会留下压抑的记忆。特别是在疾病的早期阶段，诊断往往会让患者震惊、羞愧和绝望。在这种情况下，只有通过对话和充满爱的关怀才能帮助患者。在理想情况下，患者能够对他的家人说："很抱歉，我的大脑现在越来越不受控制了。我希望你们能帮我应对这种状况。"这样做无疑会增强家庭的凝聚力，并为充满关爱的护理创造更好的基础。

然而，患者往往不愿得知真相或者他们不了解自己的状况，根本不认为自己受到了影响。还有些人会本能地保护自己，不愿直面智力减退，并试图通过逃避来维护他们的自尊心。面对这些如此脆弱的人，谁又能忍心将真相强加给他们呢？此外，专业人士还认为，许多患者甚至在疾病的早期阶段意识还清醒时也很难对自己的病情有一个准确的认知。

在失智症早期，有规律地进行日常训练确实能在某种程度上增强患者的特定能力，实际上也能提升其幸福感，因为这让他们觉得能够积极地对抗这种疾病。然而遗憾的是，这些干预措施并不能直接提升患者在应对疾病和日常生活的实际能力。

日常生活故事

头脑的黄昏

在一个寒冷的清晨，报童在挨家挨户送报时，看到一位老人坐在自家门前。这位老人刚过完70岁生日，是一名退休德语教师。他穿着惯常的旧拖鞋和一件睡衣外套，但没有穿裤子。他的两个成年子女和他们的小家庭就住在楼上，但他们并没注意到老人在大半夜跑到了门外。报童问道："天这么冷，您在这儿做什么呢？"他很意外在这个时候见到有人坐在屋前，而且这位老人的赤裸让他感到尴尬。"门打不开。"老人回答说。报童推了一下那扇半掩的门，门有点卡住，但随后还是打开了。这是两人的第一次相遇。

不期而遇

接下来的几周里，他们经常相遇。有时大门敞开，这位七旬老人在花园里散步，有的时候他们还在街角碰到。报童养成了将老人送回家的习惯，他会这样说："好了，现在您回床上躺着吧！"并把报纸递给老人。直到某天，报童在送报之后，特意返回老人家并按响了门铃。这时，儿女们才得知了父亲的离奇经历。

什么时候种甘蓝？

当家人问他在外面做什么以及为什么这么早就出门时，这位老人回答得含糊其辞。最终，他的儿媳妇预约了家庭医生，并对医生讲述了她公公的奇怪表现。"您很久没来啦，血压有点高，"医生在检查中对老人说。"我们应该做一个全面的检查。" 然后医生温和地询问老人，他一直细心照料的那个花园里是否已经种下了他喜爱的甘蓝。这位老人默默地摇了摇头。"没有，今年没有？"医生追问道。"是不是该种了？现在是几月份？六月？十月？" "是的，十月。"这位困惑的患者点了点头。而医生办公室的日历显示的却是四月份。

最终，医生将诊断结果告知了他的家人："您的父亲似乎在空间定位和时间感知方面都出现了明显的困难。他可能患了阿尔茨海默病。我建议将他转诊到记忆门诊。" 在记忆门诊，经过详细的检查后，他的家人在一位非常贴心的医生那里得知了诊断结果：混合性失智症。

反抗！当亲属不愿意了解失智症时

不仅是患者本人，就连照顾他们的亲属有时也会抗拒公开谈论这种疾病，禁止其他家庭成员提及，并且向朋友、邻居和同事隐瞒这件事。

这背后反映了人们的担忧，害怕因为这种疾病而受到排挤或羞辱。尽管与几年前相比，公众对失智症的了解已经大大增加。但是，现在仍有不了解情况的人在无意中伤害着患者和照顾他们的亲属，因为人们不知道如何对待他们。要让记忆力衰退在我们的社会中像其他慢性疾病一样被视为理所当然，还有很多工作要做。

在家庭中的某个成员被诊断为失智症时，亲属们可能在讨论中会固执己见，表现出不耐烦或烦躁的态度。但在失智症确诊后，亲属们意识到这种态度已经没有意义，因为患有失智症的家人无法跟上对话，不能理解他人的话或给出适当的回应。

当最终得到明确诊断时，大多数亲属都会如释重负。

团结一致，充满爱心

坦诚和准确的信息有助于我们更好地理解患者。只有做到这一点，我们才能以宽容的心态对待他们的行为，支持他们继续生活，体谅他们，并与他们共同微笑面对一些小错误。一旦周围的人都接受了患者可能会忘记很多事情的现实，就不会再有人因为他们忘记了孙子或儿媳的名字而感到不快。坦诚让一切都变得容易。在某些意想不到的情况下，幸福有时也会出现，比如在与一个智慧、慈爱但健忘的人相处时。

老年健忘症还是失智症？

我们的大脑不断地进行复杂的工作，让我们能够说话、理解和记忆。但很多时候，我们并不会意识到这一点。只有在大脑功能受损，比如语言或记忆出现问题时，我们才真正认识到大脑平时所做的巨大努力。在德国，三分之二的 65 岁以上的老人害怕自己会患上失智症。几乎同样多的人害怕失去自理能力。当然，当忘记预约医生或记不起车钥匙放在哪里时，人们会感到恼火。老年人常常因为怀疑自己患上失智症而暗暗恐慌。幸运的是，这种小失误通常无害。但每个人都想知道：这是一种疾病，还是只是衰老的表现？

老年健忘症的表现

◆ 到了 60 岁之后，健忘的征兆才变得明显。并且症状主要
表现在较为复杂的活动中，而不会影响日常生活。

◆ 健忘是暂时的，例如遗失物品或忘记名字的困扰只是偶
尔发生。

◆ 如果冷静地思考并集中注意力，健忘的老人通常能想起
忘记的事情。

◆ 对于健忘的老人来说，遵循口头或书面指示并不是问题。

◆ 常见的记忆辅助工具，如闹钟、日历和便签等，可以帮
助患者轻松应对日常生活。

失智症的表现

◆ 记忆力下降在 60 岁之前就变得明显。处理一些十分熟悉
的事情也会日益出现问题，健忘会影响到工作。

◆ 这些阶段会持续数周或数月并变得越来越严重。

◆ 退行性病变会影响生活的重要领域，例如处理金钱相关
事务或在熟悉的环境中辨明地点。

◆ 患者注意力似乎不再像以前那样集中，忘记了过去重要
的事情，即使经过苦思冥想也回忆不起来。

◆ 不能遵循指示，判断力受损，身体灵活性下降。

◆ 记忆辅助工具对患者毫无作用。

失智症的多种类型

当大多数人想到记忆力衰退时，首先想到的往往是阿尔茨海默病，然而，这只是失智症众多类型中的一种，尽管它是最为普遍的一种。据估计，大约60％的病例都与阿尔茨海默病有关，但常常也涉及混合性失智症。医生进行如下分类。

退行性失智症

此类失智症包括阿尔茨海默病、相对罕见的路易体痴呆，以及占据5%~10%病例的额颞叶痴呆，这种病也会影响年轻人。其中最常见的是阿尔茨海默病。这种失智症的特点是在没有任何生理或心理原因的情况下，逐渐发病并持续丧失智力。迄今为止，还没有任何检查可以准确地告诉医生这个人是否患有阿尔茨海默病。因此，医生通常采用所谓的排除性诊断。这意味着，只有在排除了其他所有可能的疾病后，有经验的医生才能将其诊断为阿尔茨海默病。只有在患者去世后，专家在显微镜下检查其大脑的变化，才能最终确诊。

血管性痴呆

大约15%的失智症病例是由大脑循环障碍引起的，因此医生将此类情况称为血管性痴呆。如果脑细胞得不到氧气和营养物质，就会死亡。在脑卒中的情况下，血管堵塞会导致脑组织受损，也会损害免疫系统。

可治愈的类型

在极少数情况下，健忘或迷失方向只是暂时的，很容易治疗。专家们称之为可逆性失智症。

失智症的众多原因

当一个人在自己或亲人身上发现思维能力减弱和迷失方向的迹象时，自然会非常担忧。虽然目前能够通过医疗手段治愈的失智症案例比较少，只占所有失智症案例的十分之一，但仍然应该抓住每一个可能的治疗机会。为了获得准确的诊断，患者、医生和亲属有时需要付出极大的努力与耐心。

可治愈的病因

举个例子，如果大脑内长出了占据空间、挤压神经细胞的肿瘤，就可能引发思维障碍。切除这些肿瘤后，大脑有时能够彻底恢复正常。同样地，大脑因跌倒或撞击而受到损伤时，也可能出现类似失智症的症状，但通常在这种情况下大脑会在短时间内自我恢复。

另外，那些因药物副作用导致大脑功能下降的人，治愈的可能性也很大。为此，需要对所有正在服用的药物进行仔细检查。不仅是精神类药物，一些心脏和血压药物也可能会影响大脑的运作能力。

坚持到确诊！

当医生试图追踪由细菌、病毒、真菌或寄生虫引起的大脑疾病时，他们几乎需要具备类似侦探的能力，尤其是当这些疾病仅通过智力衰退表现出来时。一旦识别出是脑部感染引起的这类炎症，医生通常能够有效地进行治疗。对于那些由免疫细胞错误编程触发的罕见自身免疫性疾病，情况也类似。在这些情况下，损害大脑的是抗体，即人体自身的蛋白质。它是人体防御系统中最有效的武器之一，原本是用于抵御细菌和病毒的侵害。

目前，自身的神经细胞被免疫细胞攻击的频率尚未被深入研究。一旦诊断出来，这种疾病通常可以通过特殊药物（免疫抑制剂）或者可的松治愈。然而，诊断过程很困难，因为这些有害的抗体在体内很难检测到，而且体内常常也缺乏明显的迹象。

有机会治愈的失智症类型

个性和思维能力的变化，以及行为异常可能有很多原因。这里列举了一些最常见的原因：

◆抑郁症——这是最主要也是最常见的原因！

◆营养不良，特别是 B 族维生素和水分的缺乏。

◆如在医院治疗期间可能出现的急性精神错乱（谵妄）。

◆药物的副作用。

◆脑脊液循环通路受阻。

◆跌倒导致的脑震荡（颅脑外伤）。

◆颅内出血。

◆脑肿瘤。

◆激素缺乏（如甲状腺激素）。

◆低血糖（低血糖症）。

◆矿物质代谢失衡。

◆肾脏或肝脏疾病。

◆重金属、有机毒物或溶剂中毒。

◆细菌、病毒、真菌或寄生虫引起的脑部感染。

◆帕金森病、亨廷顿病、克雅氏病或艾滋病病毒感染等也可能导致失智。

抓住一切机会

　　失智症的背后究竟隐藏着什么原因？目前科学界已经发现了一百多种可能的病因，其中一些类型是可治疗的。例如，当身体因疾病而受损时，大脑也可能受到影响，但随着身体状况的好转，大脑也会逐渐恢复其功能。一位 70 岁的退休女士就经历了这样的情况。在心脏病发作期间，她注意到自己开始变得健忘。经过几项检查后，她的家庭医生诊断她患有"失智综合征"。她颤抖着离开了医生的诊所，把自己关在家里好几天，不想把检查结果告诉任何人，因为她害怕家人会立即把她送进医养中心。

　　幸运的是，过了一段时间，她听从了一位朋友的建议，换了一位医生。这位医生发现她严重缺铁和维生素 B，并给予了针对性的治疗。从那以后，她的身体又恢复了健康。尽管由于年龄增长可能面临一些轻度的认知功能下降，但她已经能够有效地处理和适应这些变化。

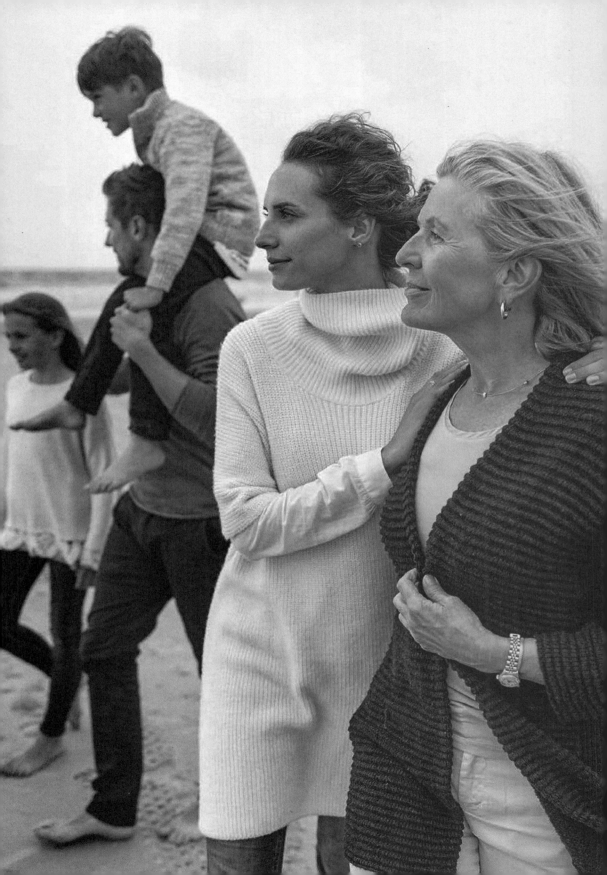

互帮互助

护理工作，成就于团队协作。单独一人可能很快就会觉得力不从心，但当家人、朋友、邻居以及专业护理人员齐心协力时，这项任务就可以顺利完成。

构建支持网络

已经被确诊为失智症的亲人，随着病情的发展，他需要的支持日益增多。面对这样的情况，我们该如何应对？在社交环境中，谁能提供什么帮助？面对这一重大挑战，我们又该如何进行有效的协调和合作？

当父亲或母亲无法再自理，或伴侣开始变得健忘时，亲属的焦虑也随之加重。在照顾病患的过程中，家庭成员在身体、经济和心理方面都承受着最沉重的负担。通常情况下，家族中的某一个成员会逐渐开始承担起照护的责任。起初，这个人可能只是偶尔帮忙做一些小事，但随着时间的推移，这种帮助变得越来越频繁，任务也逐渐变得更加繁重。最终，这些零星的帮助逐步演变为一项持续性的、需要大量时间和精力投入的长期照护责任。或者，有时某个家庭成员在患者出院后突然成为照护者，现在必须为两个人管理整个日常生活。

通常情况下，支持和照顾主要由家庭成员提供。然而，如今多代同堂的家庭已变得较为罕见。因此，"家庭成员"这一概念在护理领域不仅包括传统家庭和重组家庭，还涵盖了选择性亲属关系、朋友以及邻居。正因如此，本章节被命名为"帮手会议"而非"家庭会议"。如今，私人帮助和支持的形式可以非常多样化。

团队合作至关重要！

考虑到家庭护理工作的挑战性，很少有人主动承担这项工作，这一点并不令人惊讶。然而，大多数人还是会认同命运赋予他们的这份责任。年迈的父母通常期望他们的子女会在他们需要时给予支持，这种期待在很大程度上是合理的。这不仅是一个世代相传的传统，而且也在法律中有所体现：子女需要在自己能力范围内照顾父母。如果家庭关系良好，许多人自然愿意将他们曾经获得的爱与关怀回馈给自己的父母。

时至今日，主要是女性——妻子、姐妹、女儿和儿媳——感到有义务承担家庭护理的主要责任。然而，在开明的21世纪，丈夫、儿子、女婿和兄弟显然也可以，并且在许多地方已经在贡献自己的力量。

"今天，在家庭中对失智症患者的长期、高强度的优质护理达到了前所未有的水平。"这是德国伦理委员会的声明。

崭新道路上的同伴

配偶、兄弟姐妹、子女、朋友和邻居往往需要很长时间才能意识到老年人行为异常是一个问题。当老年人生活在熟悉的家庭环境中时，他们的智力衰退往往不易被察觉，因为在日常生活中，他们表现得可能一切如常。然而，日常生活中任何微小的、意想不到的变化都可能改变这种状况，暴露出先前并不明显的记忆问题。

当先前仅是轻微担忧的情况被一位资深医生确诊为失智症时，家人和朋友的第一反应往往是惊恐和抵触。在这种情况下，许多人在愿意提供帮助和维护个人利益之间感到矛盾和挣扎。有时，在激烈的讨论中，可能会出现像"你只是想把咱妈说成是患者"或"我们经常打电话，如果咱爸有些异常我早就发现了"这样的言论。

但随着时间的推移，所有人或许都会逐渐意识到，所爱之人已无法独立应对日常生活。或者发生了一场意外，迫切需要援助。到了这个时候，就需要召开家庭会议或帮手会议，共同商讨如何从头开始组织护理工作。

只要不成为任何人的负担

如果患者注意到自己变得越来越健忘，并且感觉无法再长时间应对日常生活，他们常常会说："我去医养中心吧，我不想成为你们的负担。"如果这种话是随口说出来的，谁忍心把这种话当真呢？但如果他已经思考一段时间了，情况就会有所不同。优质的专业护理是一个值得认真考虑的选项，家庭成员应该摒弃偏见，理性地讨论这一选择。

那么，为什么不考虑组织一些家庭外出活动来考察这些护理服务呢？可以带着一份评估清单，全家人一起出发。孩子和青少年是理想的陪伴者，他们看待事物时不带偏见，具有敏锐的洞察力，并且经常直言不讳。他们的观点经常能提供新的见解，或在不经意间轻松化解紧张的氛围。

天呐，我们应该做些什么？

如果您能尽早了解照护亲人时所面临的情况，就能保持冷静的头脑和平和的心态。否则，您将在毫无准备的情况下面临一项艰巨的任务。但即使是在这种情况下，您依然可以选择是冷静应对，还是惊慌失措。

当然，每个人都希望护理对象能够得到最优质的照顾，在刚开始面临护理挑战时，几乎没有人能够确定怎样照顾才是最好的。

毕竟，他们中的大部分人并未接受过专业的护理培训。但相较于专业护理人员，他们最大的优势在于非常了解患者。他们能够让患者在熟悉的环境中，继续与亲近的人共同生活，至少能够保持患者喜爱的某些日常习惯。因此，对患者的细心关怀显得至关重要。然而，家庭护理并非总是最佳选择。

相较于其他类型的护理，失智症的护理需要更为丰富的知识储备。如果想要提供有效帮助，就需要掌握医学方面的知识，了解病情恶化的迹象及可能的发展趋势。照护者必须具备正确的护理知识和一定的体力。同时，针对难以应对的情况，照护者还需要掌握一些专门的技能。

在照顾病患时，除了医疗和日常护理外，掌握其他知识也很重要，比如学习如何确保住所安全和如何聪明地处理患者的财务问题。这些知识对于提供全面的照护至关重要。在本书的后续章节里，我们将深入探讨这些话题以及更多相关内容，以便提供全面的概览，帮助您减少不确定性所带来的担忧。但是，即使是再详尽的理论也无法完全替代专业的护理培训和实践经验。

别等了！快帮忙！

起初，许多亲属都相信自己能够独立承担护理工作。但那些尝试过的人都强烈建议不要这么做，专业人士也发出了同样的警告。独自护理不仅极其消耗体力，从长期来看还可能对照护者的健康造成严重损害。更矛盾的是，随着时间的推移，患者的病情加重，照护者的工作压力增大，任务变得更重，他们根本抽不出时间去寻找和利用其他护理服务和替代方案。

助人者的额外福利

我们不仅应关注护理中的挑战，还应看到其积极的一面。

奉献与关怀他人不仅能带给受护者福祉，对于提供帮助的人自身也是一种宝贵的回报。研究表明，那些照顾他人的人通常能够更加长寿。研究人员认为，适度参与护理活动对健康有益，只有过度劳累和缺乏休息，才会对健康产生负面影响。因此，如果护理工作做得好，就像抽中了大奖，除了能长寿以外，他们还能和患者建立亲密关系，并从中获得帮助他人的满足感。

提前了解可用资源

法定福利和私人援助所提供的支持比许多人所认为的要更加全面和多样。关键在于要充分了解这些资源。因此，在疾病确诊或尚处于怀疑阶段时，就应该开始寻求建议并探索当地可用的资源和帮助。同时，尽早联系医疗保险公司，了解护理保险的具体细节。此外，最好邀请一位受过专业培训的护理人员上门评估护理方案。但需要注意的是，只有在疾病确诊后，护理保险机构才会承担这类咨询服务的费用。

在德国，自2009年起，所有护理保险的参保人都有权获得专业护理顾问的个性化咨询服务。即便您最终选择的解决方案与顾问的建议不同，这种咨询服务依然能提供极大的帮助。此外，您还可以参与到社区和当地阿尔茨海默病协会的自助团体中，积极收集尽可能多样化的想法和建议。这样不仅能够拓宽您的思路，还能帮助您找到更适合自己情况的护理方案。

然而，最为关键的是，要征求患者本人的意见。尽管他们可能会健忘，但失智症患者通常还是能准确地知道哪些事情对他们有益，哪些有害。研究显示，即使在失智症的晚期，患者依然对周围的环境保持着敏锐的感知，并且他们有明确的个人意愿。因此，尊重他们尚存的自主选择权是我们义不容辞的责任。

方案越多样，护理效果往往越好

有些人在购买咖啡机时所做的研究比在决定如何照护亲人时还要详细。如果没有提前规划和准备，而是依靠临时想出的方法，这可能会对护理对象造成不利影响，甚至可能引发家庭矛盾。更明智的做法是，先全面了解各种护理方案，然后梳理并分析具体情况。通过互联网您通常能找到当地的护理服务。通过这种方式，您不仅自己能了解更多的帮助途径和潜在挑战，还可以将这些信息分享给家人和朋友，共同探讨解决方案。

但如果您对互联网不太熟悉，不妨向周围的年轻人、身边的朋友或邻居寻求帮助，还可以张贴求助信息。当附近有更多可供选择的实用资源与帮助时，所有相关人员都能够长期从中受益。借助这些资源，就可以在最初阶段更好地计划家庭护理，从而有效减轻压力。

让家庭的下一代参与进来也很重要，不仅仅局限于互联网的技术层面，在其他方面他们也很乐意帮忙。他们往往无忧无虑、思想开放，这对健忘的亲属来说尤其有益。而他们有时不按常理出牌的想法，可能也会为您提供新思路。

护理？究竟是怎么一回事？

最初，患有记忆障碍的人还可以自理。但随着时间的推移，他们将需要更多的帮助和支持。因此，最好提前了解自己可能要承担的任务。以下为具体内容：

鼓励参与社交活动： 安排体育活动，并鼓励他们参加文化活动、教堂活动，同时支持他们继续发展自己的兴趣爱好。此外，还要安排他们和朋友、邻居以及家庭成员见面，创造交流的机会。

行动辅助： 陪同护理对象进行活动、就医、参与康复治疗。协助起床和就寝，帮助穿脱衣服，辅助行走和上下楼梯。

个人卫生： 定期帮助患者洗澡、清洁牙齿、理发、修剪指甲或剃须。帮助如厕，必要时更换纸尿裤。

饮食管理： 准备饭菜并摆放上桌，必要时为患者喂饭。准备饮品并鼓励他们饮用。

家务管理： 负责购物、清洁、更换和洗涤衣物，确保家用电器的安全使用，并进行必要的监控和维护。

财务管理： 处理金钱相关的事务，包括申请补助以及与银行、保险公司、医疗机构和政府机关的沟通。

并非适用于每个人……

您认识一个患有失智症的人，就意味着您了解所有患者吗？当然不是！没有两个患者是完全相同的。有些人跑步时需要有人陪伴，以防迷路，有些人则会因为有人给他们读童话故事而感到高兴。有些人的健忘症可能迅速恶化，无法被单独留在家中，而有些人可能只在日常生活中有一些限制，需要适当的支持。因此，我们需要为每位患者寻找一条适合他们的道路，尽可能长时间地维护他们的自尊和幸福感，同时也不要让照护者过度劳累。然而，这种个性化应该是什么样的呢？亲属又该如何长期坚持下去呢？

如果不将护理视作一项从一开始就需要认真学习的重要工作，那么照护者就很难从中获得满足感。这就像未经任何准备就挑战攀登高峰一样不切实际。因此，请务必参加各种培训课程，它们能够帮助您有效应对日常护理挑战，同时避免过度劳累。阿尔茨海默病协会和福利组织提供的护理课程及其他研讨会大多是免费的。千万不要低估这个全新的挑战。如果缺乏专业支持和自助团体的援助，普通人可能会让自己的生活变得异常艰难。实际上，护理人员通过一些小小的改变和简单的方法，就能显著提升护理对象及自身的幸福感。关键在于要了解正确的做法。

三思而后行！

不仅专业人士可以提供帮助，朋友、熟人、邻居，甚至体育社团或合唱团的伙伴也可以。一切能想象到的支持都应该被考虑进来。在得知诊断结果后，人们经常会问："我能为你们做些什么？"聪明的人不会立刻回答："我们自己能应付！"而是愿意接受他们提供的帮助。毕竟，我们通常会低估完成所有事情所需付出的努力。

> 即使是微小的帮助，也能给予帮助者满足感和愉悦感。因为我们的大脑天生具有识别并感受他人情绪的能力，这使我们能够展现出同理心，这种同理心是我们成为社会性动物的一个重要前提。

从长期来看，细微的善行可以极大地减轻照护者的负担。比如，体育俱乐部的朋友们愿意接送患者参加活动或训练，这可能只是很小的付出，但对于照护者来说却是莫大的帮助。再比如患者的朋友喜欢和他们一起玩牌，而照护者可能没有这样的耐心。如果邻居能确保患者按时服用药物，每天只需花费十分钟，却能为主要照护者节省大量的时间和精力，使他们不必来回奔波或雇用专业的护理人员。因此，可以请求周围人帮点小忙。

你好，开始分配任务了

照护者或早或晚面临的挑战，远比最初想象的要复杂和繁多。除了那些需要投入大量时间和精力的任务外，还有一些偶尔发生或可以迅速解决的问题。在这个过程中，团队合作至关重要，某些对这个人来说难以应对的事务，对另一个人来说可能易如反掌。因此，人们应该花时间与可能的帮手们进行深入的交流和探讨。这可以在所谓的"帮手会议"中进行，本书后续对这一活动将有更详细的介绍。

• 我们必须完成什么任务？

- 谁愿意提供帮助？

- 谁有时间？什么时候有时间？

- 谁可以承担费用？

- 是否有主要照护者？又有谁能偶尔接替或在必要时长期接替他？

- 是否有照护授权书？如果没有，谁将负责联系监护法庭并承担法律监护责任？

- 我们应该在哪里照顾患病的亲人？在他习惯的家中，还是应该让需要照护的人住在我们其中一个人的家里？那个家是否足够大且安全？

- 如果我们把患病的亲人独自留在他们的家中，是否是不负责任的行为？

- 在紧急情况下，我们是否可以不顾患者本人的意愿改变他的居住环境呢？

- 谁负责监测患者的健康状况并负责其用药？

- 在疾病的早期阶段，仅仅有人每天过去看看，这样做是否足够？

- 日间照护中心是不是更好？还是应该寻找一家优质的医养中心？或者是请一位护理人员？

- 门诊护理服务是否能提供足够的帮助？

- 是否需要夜间护理？是我们自己轮流照护，还是应该雇用专业人员？

- 我们是否应该寻找护理型共居社区？这需要投入多少时间？我们的资金是否充足？

- 我们需要哪些服务——护理服务、清洁协助、送餐服务？

- 谁具备护理知识或参加过相关培训？谁来配合专业护理人员的工作？

- 谁负责安排行程和接送？

- 谁负责管理财务、申请护理津贴或其他补贴、检查账户并支付账单？

- 是否有朋友、熟人或邻居愿意定期帮一些小忙？

- 作为照护者，我们希望为自己保留哪些个人空间，比如留出假期、晚上或白天的休息时间？

每逢周五

在协助患有失智症的老人进行洗澡的过程中，尽管专业护理人员和儿孙们使出了浑身解数也不能让其配合，他们全身湿透，最终都无奈放弃了。唯独长孙托比亚斯能让他在每周的清洁过程中保持平静，不产生激烈抵抗。为此，每个周五下班后，托比亚斯都会驱车四十公里前往祖父家中，为他放好充满苹果香泡的洗澡水。浴室里，他们的欢笑声和一同高唱的足球队歌曲此起彼伏。与此同时，家中其他成员则各司其职，忙着打扫公寓，核对账单，或是为全家人准备晚餐。

即使是"老板"也会变得脆弱

母亲去世后不久，他们便发现父亲出现了严重的记忆力衰退。这个消息如同晴天霹雳，让全家人措手不及。曾经的父亲，无论在何种场合都备受瞩目，被他们开玩笑地称为"老板"，可如今他已然不再是曾经那个充满智慧和决断力的他了。他曾是家族的灵魂人物，无论遇到多大的困难，他都能迅速找到解决之道，将我们紧紧团结在一起。然而，那些辉煌的日子似乎已经一去不复返了。现在，他的子孙们不得不投入更多的时间和精力去照顾他，甚至付费为他寻求治疗。但这位曾经的"老板"并未对此心存感激。他对自己的记忆力衰退感到羞愧，每当有人善意地提醒他某些事情时，他便会变得激动不已，声音也变得越来越大。这种状况让他们的家庭关系变得越来越紧张。

专业知识促进家庭和谐

直到老人的两个女儿决定加入一个自助团体，并一起参加了针对老年失智症的护理课程后，他们的生活才重新燃起了希望。凭借课程中的知识，她们有效地缓解了家庭内的冲突，并很快恢复了以往的和谐交流。最终，她们一致决定：每周安排一名护理人员来负责照看父亲并准备午餐。而同住的妹妹则负责早餐和晚餐，同时担负起所有日常照护工作，包括采购和带老人就医。为了回报她的辛勤付出，父亲将从他的养老金中拿出一部分作为她的报酬。家中的其他任务则由家庭成员根据各自的能力和时间安排，共同承担。

当然，偶尔也会有泪水和痛苦，因为每次变故都让他们更加清晰地意识到父亲的健康状况正在持续恶化。他们知道，父亲总有一天可能需要入住医养中心，而优质医养中心的高昂费用让他们忧心忡忡。尽管如此，每到周五晚上，他们心中仍有一种特别的期待。这成了他们的传统，标志着每周的结束和新一周的开始，是专属于这个家庭的特殊时刻。

帮忙带来喜悦，真的！

一个大家庭、众多朋友和热心邻里——这就是理想状态。如果有很多人能经常伸出援手，还有些人能自发地参与进来，那就再好不过了！

家庭是一个非常特殊的团体，在理想的情况下，所有成员都可以成为彼此的坚强后盾。因此，当面临危机，比如家人被诊断出疑难杂症时，家庭中的每个人都应团结起来，共同应对。配偶、兄弟姐妹、亲家、子女、孙辈、曾孙以及表亲，最好还有朋友、熟人和邻居，都应发挥作用。显然，只有大家齐心协力，护理工作才能达到最佳效果。

紧急集结：谁会参与？

何不邀请所有人，一同举办一场畅所欲言的聚会呢？护理不仅是一项职责，更提供了一次众志成城的契机，共同为美好的事业努力。若团队成员众多，最佳的做法是在聚会之前广泛征集每位成员的意见。新的观点碰撞，往往能引领大家走向新的认识。

当然，分歧在所难免。如果能在会议一开始就清楚地表明你们对彼此的重视程度，表明你们属于同一个团队，这些分歧就比较容易解决。每个人都渴望得到赞誉与肯定，然而，在日常生活中，许多值得赞赏的事情往往被我们视为理所当然，未曾给予足够的称赞。因此，让我们首先对所有的出色表现给予肯定——无论是修复淋浴杆、配置手机还是清理庭院垃圾。这将营造出温馨和谐的环境，增强真正的团队凝聚力，并为接下来的每一步注入动力。

即便是家庭会议，有时可能也因为压力而变得紧张。有时，旧日的争端有可能会干扰团队的合作。尤其在处理护理相关议题时，长期被掩盖的问题往往会出人意料地浮出表面。对于一些家庭成员来说，他们宁愿忘记家中曾发生的某些不愉快事件。而有些人则可能会陷入对前一天不愉快细节的反复思考，难以释怀。

当然，如果每个人都能将目光投向未来，对于所照顾的人来说将更为有益。我们明天或后天应当做些什么？当疾病发展到晚期，我们又该如何制定护理计划？当家人频繁回顾过去时，或许可以设立一个罚款箱，每当有人再提起"但是你当时……"或"如果妈妈当年……"这样的话时，就需要向箱中投入一枚硬币。这样的小举措，有助于我们更加专注于当前和未来的任务。

当人们说："我们理所当然会支持你！因为我们喜欢你，因为我们是一家人，因为帮助你，我也会感到幸福"时，那是多么美好啊。

让我们明确一点：即使在和谐的家庭里，也存在那些不愿意讨论而只想证明自己正确的人。他们对他人的看法不感兴趣，也不愿改变自己的立场。他们只是希望自己的观点得到肯定。对此，我们也有一个简单的解决方法。当您对他们说："确实，我之前没有从这个角度考虑过。我理解你的意思了"，他们的态度会立刻变得平和。这会让他们更容易参与到建设性的合作中来。

为了防止讨论陷入重复性的循环，最有效的方法是用自己的语言重新阐述争议中的观点。客观且不带评价地重述："所以，你的意思是……，是这样吗？"这种中性的表达方式有助于避免误解并澄清事实。更重要的是，这样做能让对方感到被理解和尊重，从而有助于继续进行建设性的对话。

谁来提供援助，谁来承担费用？

在面临艰难决策时，不妨询问患者他们希望将来如何被照顾，有时也能产生意想不到的效果。当然，并非每个人生来就具备照顾患者所需的能力，也并非所有人都适合或能够承担直接照护患者的职责。但在一个家庭中，每个成员都可以在自己的能力范围内分担一些责任，从而减轻其他人的压力和负担。在家庭经济状况不宽裕的情况下，如果那些住得远、没有足够时间或者不愿意直接参与照护工作的家庭成员，能够定期提供一定的经济支持，比如按月汇款用于支付护理服务费用或者患者日常的必要支出，这样的贡献也会得到其他家庭成员的感激和认可。

在选择护理方案时，原则上最好包含少数几种差异显著的选项，这比讨论许多相似的方案更为高效。如果讨论中家庭气氛变得紧张，会议中应有人主持大局，提倡大家为了患者相互妥协。但切记不要强迫任何人！被逼到角落的人是无法进行有效沟通的。

如果讨论变得过于激烈，也许可以推迟会议，并在下次开会时邀请一个中立的主持人或调解人来协助讨论。实际上，有些护理人员经过专业培训，具备在复杂情境下为家庭提供咨询的能力。如有需要，可以向当地的服务机构咨询。

共同讨论中，关注的焦点是谁？

许多人都关心一个问题：那位越来越健忘的家庭成员是否应该出席帮手会议？答案是肯定的！当然应该！因为讨论的主题正是关于他们！即使他们的智力明显下降，但许多人仍能清晰、明确地表达自己的愿望。不幸的是，他们的亲属们通常在患者确诊后，就觉得自己需要替患者回答问题和做事，尽管患者本人仍然能够表达自己的想法。这种做法往往会伤害到患者，而且并不会使未来的护理工作更加顺利。因此，最好的做法是耐心倾听，确切地理解对于他们来说真正重要的是什么。给予患者足够的时间，让他们感受到自己的愿望受到重视，而且非常重要。

如果患者的记忆力衰退已经发展到了非常严重的阶段，可能无法让他们参与讨论。在这种情况下，进行一次调查有时也会有所帮助：你们认为他们想要什么？他们之前是否表达过相关的意愿？

"我们可以做到的"

面对困难，决策的方法因人而异。通常，男性首先关注数字和事实：我需要投入多少时间？我们是否需要改造环境？有多少资金可以用于护理服务？而大多数女性则更注重感同身受，倾向于与他人平和地交流，营造和谐的氛围。

性格直爽的人可能会在情绪的驱使下迅速作出决定，但最终（希望如此）他们还是愿意妥协，而机会主义者则不会明确表示反对或支持。他们会静观其变，最后决定赞同哪种观点。只要有足够的耐心，就能让所有人找到共同点，达成一致。

作出明智的决策既需要感情的引导也需要理性的判断，这意味着要结合直觉和翔实的信息。在这个过程中，被恐惧驱动是最不可取的，因为它会导致非理性的决策和过度谨慎。而紧接着影响决策质量的则是偏见，偏见会让人忽视真相，只看到自己想看到的，这种态度在作决策时会阻碍公正和全面的考量。以日间照护服务为例，虽然只有少数照护者会选择此项服务，但它实际上具有三重积极影响：减轻照护者的压力，促进患者的康复，并防止他们感到孤独。因为在家庭护理中，孤独感是一个常见问题。

在讨论过程中，我们经常会发现一个众所周知的事实：每种解决方案都有其利弊。因此，寻找的妥协方案必须充满关怀之心，持久可靠，既合理又实用，同时还得确保经济上可以承受。总的来说，这为我们提出了许多值得深思的问题。

在家庭会议结束时，人们会问："怎么样？我们要一起踏上照顾老人的伟大冒险吗？我们要共同努力，使护理变得美好吗？如果我们全家人都能保持良好的心态，坚定决心，共同面对患者大脑退化所带来的困难和挑战，那么整个过程就能变得精彩且意义非凡。爸爸、妈妈、爷爷，一起来笑对困难吧！"当所有讨论结束，我们齐声回应"好的，我们参与！我们全力以赴"时，一切都将变得简单。
优质的照护不仅能丰富我们的家庭生活，还能强化我们之间的亲情纽带。然而，
我们的方案应具有约束力，并需定期审视并适时调整。

帮手会议

当有人愿意在会议中担任主导角色，甚至主持会议时，这
无疑是令人欣喜的。为了确保会议的顺利进行，以下几点值得
注意：

◆ 预先准备议题，确保讨论时间控制在两小时之内，同时
尽量避免不必要的干扰和中断，确保讨论的高效进行。

◆ 鼓励大家提前了解一些信息，并对护理对象的需求有所
了解。可以考虑提前准备相关材料。

◆ 在讨论中，每个人都应聚焦于自己的经历和感受，避免
对他人的观点进行批评或评价。

◆ 避免提出过于深入的问题，以免引导大家过于纠结细节。
同时，在作出决定之前，应充分考虑和讨论，避免仓促
决策。

◆ 预先准备一份包含相关背景信息的书面材料，详细说明
费用、经济状况等关键信息。

◆ 明确共同目标，即尽可能长时间提供居家护理，同时既
要避免照护者过度劳累，也要确保护理对象的需求得到
满足。

◆ 采用轮流发言的方式，并设定相同的时间限制。可以使
用厨房闹钟或手机上的计时器来计时，确保每个人都有
公平的机会表达意见。

◆ 当参会者超过四或五个人时，可能会出现意见分歧。此时，可以考虑请一位中立且能够平衡各方意见的人担任主持人，以确保讨论的顺利进行。

◆ 详细记录讨论的结果，并在讨论结束时宣读，以便所有参与者确认。如有必要，可以将结果抄写下来，并注明日期，以便日后参考。

◆ 计划大家的定期会面，以便进一步沟通和协调。对于住得较远的亲戚，可以考虑使用视频电话进行远程交流和协调。

我应该承担这个责任吗？

在决定是否成为亲属的主要照护者时，可以参考以下几点帮您作出决定。

◆ 收集信息，例如阅读像本书这样的指南，并在遇到个人问题时，联系有关部门，寻求进一步的帮助和指导。

◆ 检查患者的所有需求，评估财务状况并考虑采取必要的措施。

◆ 具体明确谁能够每天提供帮助，以及谁可以偶尔支援。应审慎评估自身的力量和可获得的支持是否充足。

◆ 组建一个帮助团队，成员可以是家庭成员、专业人士和（或）志愿者。务必为所有参与者安排足够的自由时间和空间。

突如其来的照护责任，独自面对漫漫长路？

照护的责任常常突如其来。在许多情况下，总会有一个人突然承担起全部的照护责任。确实，无私的付出能够带来内心的满足感，即使这需要我们付出良多。然而，照护他人可能是一个长期的任务，需要数年的时间，这对于任何一个人来说都是巨大的挑战。因此，面对这一艰巨的任务，我们不应该让任何人孤军奋战。

政府机构、私人组织和公益机构都提供了广泛的支持。要想获得帮助，首先要知道在哪里可以获得帮助。了解相关信息是成功护理的第一步，也是最重要的一步。因此，深吸一口气，拿起电话，预约咨询时间。

各个机构的专业人士对周边的照护服务都了如指掌，并知道哪些服务是免费的。他们可以调整现有的支持方案，从而制定出一份既全面又人性化的家庭照护计划，确保照护者有充足的休息时间。

- 法定或私人医疗保险和护理保险。
- 护理支持中心。
- 阿尔茨海默病协会的自助团体。
- 德国独立患者咨询（UPD）。
- 德国联邦卫生部的市民热线。
- 社会福利办公室。
- 市政咨询中心。

不，谢谢！好，拜托！

尽管有很多人愿意提供外部援助，但有些照护者仍然拒绝接受帮助，因为他们认为自己有责任亲自照顾自己的家人。然而，要小心这种观念！实际上，事实恰恰相反！照护者需要保持精力充沛，而这只有在他们劳逸结合时才能实现。只有那些及早寻求外部帮助的人，才能长期有效地履行他们的照护责任。

当需要照护的患者坚决拒绝外部的援助，并因此给其他人带来压力时，就会面临另一个难题。改变他们的这种看法并非易事，但却是非常必要的。在大多数情况下，经验丰富的专业人士往往能提供宝贵的建议和实用的技巧。例如，他们通常建议，不要直接指出患者需要帮助，而是应该强调接受外部援助不仅对患者有益，同时也能为照护者带来便利。"请为了我这样做吧！"比"你自己应付不了！"更容易被他们所接受。如果情况过于棘手，请不要犹豫，及时向政府资助的热线电话寻求心理支持。

当独居者变得健忘

如今，越来越多的人选择独居，而同时，没有亲人照料的独居失智症患者也在逐渐增多。想想我们那位友好的鳏夫邻居，他的情况就很能说明问题。如今，他已经无法分清白天和黑夜，有时白天穿着睡衣在街上徘徊，或者午夜敲邻居的门，疑惑地询问为何邮递员还不来。当被问及"我能为您做些什么吗"，他只是惊讶地瞪大眼睛，不知如何作答。

> 对于独居者，尤其是没有子女的独居者来说，最好尽早考虑到晚年可能会面临的种种不便。

那么，面对这种情况时，我们能做什么呢？如果家庭医生已知晓情况，那么最好首先向他求助，因为他有义务照顾自己的患者。同样，我们也可以（必要时匿名地）向卫生局的社会精神服务部门通报情况并寻求帮助。这些部门的工作人员能为智力衰退和患有精神疾病的老年人提供帮助。他们的职责还包括评估医疗状况，以及进行家访，了解患者在家庭和社会环境中的情况。此外，熟人和邻居在观察到患者出现精神错乱、衣冠不整或迷失方向等明显需要照顾的情况时，也可以及时通知监护法院，监护法院会负责处理这些情况。

志愿服务：出于爱心而提供支持

如果没有众多热心志愿者的无私奉献，照看那些健忘的患者将会变得更为艰难。特别是那些独自承担照护责任的人，他们经常感到孤单。由于照护任务繁重，消耗了大量时间和精力，随着体力日渐衰减，他们可能难以维持与亲朋好友的交往。因此，其他人的志愿参与不仅对患者有所帮助，对于那些与病患共同生活的照护者来说，也是一种支持。这包括倾听他们的诉说、给予新的建议，或仅仅是陪他们静静待一会儿。志愿者的探望为照护者提供了宝贵的休息时间，让他们有机会恢复精力。

德国应用护理研究所就此展开了调查。结果表明：大多数照护者都表示，通过志愿者的无偿探访和陪伴服务，他们确实感到压力得到了缓解。他们因此能够以新的视角看待与病患的相处之道，珍视志愿者的帮助，并特别感激能够与其他人进行交流和沟通。

哪里可以提供服务？

各种组织和机构都提供探访和陪伴服务。例如以下团体：

◆ 阿尔茨海默病协会的地区小组定期举办交流活动，为病患家属提供支持。

◆ 例如，"老人之友"志愿者协会负责安排探访。

◆ 慈善机构如圣约翰救护团、马耳他救护团或明爱会等，都会组织志愿者为老年人提供探访、陪伴和援助服务。

◆ 教区在当地消息灵通，他们了解哪些人愿意从事志愿服务工作，因此也可以向他们咨询相关信息。

提供哪些服务？

几乎在任何情况下，我们都能找到热心的志愿者提供帮助。有些志愿者会自愿驾车或步行陪同那些健忘的老年人去墓地或去教堂参加礼拜，抑或带他们去参观博物馆、动物园以及参与各类文化活动。这样的陪伴对许多照护者和患者来说至关重要。交通服务不仅有助于他们和老朋友保持联系，还能帮助他们结交新朋友。

志愿者经常组织购物出行活动，帮助那些虽居家中但生活自理能力已逐渐减弱的人们。无论是前往热闹的购物中心还是每周的集市，他们都乐于提供陪伴与帮助。这种无私的志愿服务不仅让患者能够更舒适地留在自己的家中，还让他们能够继续参与社交活动，维持与社会的联系，从而极大地提升了他们的生活质量。

对爱犬人士来说，这简直太棒了！

人类与狗之间通常存在着深厚的情感。特别是那些长期养狗或至少爱狗的人们，对于四足朋友的陪伴和关爱更有深刻体会。与人类不同，狗狗们总是以一种毫无偏见的方式亲近我们，它们毫无保留地接受那些记忆力衰退的人们，不带任何成见。狗狗们为我们带来了亲密的陪伴、生活的调剂和无尽的欢乐。

最近，甚至出现了一种专门针对失智症患者的辅助犬培训项目。在这一培训中，狗及其主人将学习如何与失智症患者融洽相处。这样的培训以及必要的疫苗接种和保险费用，大多由捐款来资助。这些辅助犬不仅需要具备与人亲近的特性，还要拥有出色的容忍度与耐心。它们在日常生活中，不仅是患者们的忠实伙伴，更是照护者的得力助手。辅助犬会根据患者的具体需求，提供个性化的支持与陪伴。训练有素的辅助犬与经验丰富的主人，无疑是应对复杂照护工作的得力搭档。

在日常生活中，邻居家那只可爱的狗如果时常过来串串门，让患者摸一摸，便足以带给他们温暖与安慰。其实，我们并不需要非得找受过专业训练的狗，那些性格温和、安静且年龄大一点的狗都可以。它们的存在，就像一股暖流，能够自然而然地让焦虑的患者感受到放松与宁静。研究还表明，狗的陪伴能够显著降低患者体内压力激素皮质醇的分泌，为他们的身心健康带来积极的影响。当然，我们也要细心呵护这些可爱的小生命。在长时间陪伴和安慰患者时，它们可能也会感到疲惫或压力。因此，我们应该确保它们能够随时自由地离开，以得到适当的休息和放松。

在失智症的早期阶段，与狗一同散步往往备受患者欢迎。若您对此类活动感兴趣，不妨向当地的护理支持中心、地区阿尔茨海默病协会或社区服务机构咨询，了解是否有志愿者带着自家狗上门探访的服务。

在失智症的晚期阶段，动物往往能做到人类做不到的事。宠物们小心翼翼地靠近，让患者能摸到它们又软又暖的毛。这种触摸的感觉能够帮患者重新建立起对身体的感知。狗好像有一种特别的魔力，能让那些不爱说话、内向的人再次开心起来。就算是那些已经不能说话、脸上几乎没什么表情的患者，也会在狗的陪伴下突然笑起来，温柔地摸摸它们。

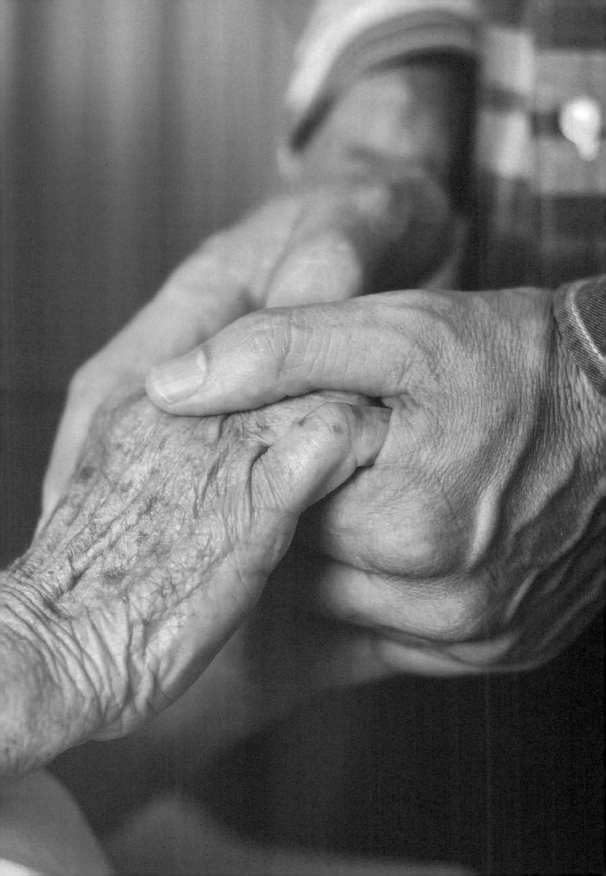

护理入门

万事开头——并不难。迎接新挑战的最佳方式是充分了解情况——这对照护者而言至关重要，对患者亦然。

早点知道就好了!

几乎所有的家庭照护者都是自学成才。他们付出了巨大的努力,走了很多弯路,才逐渐学会如何有效照顾患者,掌握了实用的照护知识和技能,并深刻理解了患者的处境。

在日常生活中,我们按照逻辑行事早已成为习惯,以至于我们几乎不会特别留意到它。比如,想要马上去趟超市?我当然清楚超市在哪,也自然知道如何购物。洗手、穿袜子、系鞋带?这些动作我可以轻松完成,无须过多思考。这些日常行为伴随着内心的确定感:我们一般都很清楚自己是谁,能够做什么。

然而,患有失智症的人会逐渐丧失安全感,无法掌控自己的生活。他们中有些人会因此哭泣、呻吟或叹息。当我们凝视他们的脸庞时,会意识到这些症状并非失智症本身所引起,而是源自他们内心深处那种真实而深刻的悲伤。他们正在为自己失去的能力与自我感到悲痛,此刻急需得到安慰。他们需要亲人在这个困难时刻陪伴在身边,给予他们安全感和温暖,成为他们坚实的依靠。对照护者而言,这是一项巨大的挑战,因为他们同样需要面对失智症带来的各种情感压力,如失落、恐惧、孤独和忧虑。尽管如此,他们仍需保持客观、理性,并作出明智的判断。这绝非易事,但若能够妥善处理这些情况,那么患者和照护者的生活质量都会得到明显的提高。

心手相连

照顾开始健忘的家庭成员，就像其他任何工作一样，需要我们投入时间和精力去学习。在这个过程中，借鉴他人的经验，观察专业护理人员的操作方法，都对我们有着极大的帮助。虽然每个人都需要找到适合自己的照护方式，但以下这些见解通常能帮助我们在日常生活中巧妙应对各种困难，使我们与健忘的亲人共同生活得更加简单和愉快。

应尽量让患者自主表达，只要他们还有这个能力。然而，让患者深感困扰的是，一旦被确诊患有失智症，他们就会开始被忽视。其他人经常不顾及患者的感受，在他们面前与照顾他们的亲属交流，而不是与他们本人沟通。即便是照护他们的亲属，也常常忍不住想要替他们完成一切事情，包括代替他们回答问题。

- 要善于发掘和利用患者尚存的能力，避免过度照顾他们。要接受他们行动缓慢、操作不熟练，并且面带微笑给予他们支持。最理想的做法是，每天根据患者的实际状况，灵活调整照护策略。

- 给患者安排一些力所能及的任务，这样有助于他们保持自我价值感。否则，患者很容易感到自己毫无用处。如有需要，可以寻求职业治疗师的帮助。

- 保持亲切和耐心是关键。以微笑温暖他们，用温柔的话语安抚他们，用体贴的触碰安慰他们，这些都是与困惑、内向的患者建立联系的最佳方式。此外，播放他们喜爱的经典老歌或古典音乐，或是让他们置身于熟悉的气味中，聆听心爱的歌曲和诗歌，以此来重温那些美好的时光。

- 在与失智症患者的互动中，我们需要学会克制。断然拒绝他们的请求、批评、教训或责备他们，甚至与他们争执，都是徒劳无益的。

- 保持耐心至关重要。我们不应急于求成，强迫患者立即完成某项任务。若患者表示不愿配合，不妨先安排其他活动，稍后再试着引导他们完成。

- 即使患者智力下降，有时行为很幼稚，我们也绝对不能像对待孩童一样对待他们。因为他们会察觉到这种态度上的变化，并将其视为一种羞辱，从而以某种方式表达不满。

- 反之，如果患者说了一些伤人的话，请不要生气。要记住，说出这些话的是他们生病的大脑，而非我们所爱之人。因此，最好的应对方式是听过就算了，立刻忘掉他们说的那些令人不快的话。他们自己也会很快忘记这些话的。

在让患者做决定，例如决定吃什么或者穿什么时，都应提供有限的选择，帮助他们降低决策的难度。

这些小规则构成了一套基本的行为规范，让人可以成功地与失智症患者相处。

失忆引起恐惧

记忆力减退会改变一个人的行为。为了更好地感受这种变化，我们可以设想一个具体的场景。想象一下，如果您最近的经历在几分钟甚至几秒钟内就从大脑的记忆中消失，会是什么样的情形。比如，曾有一次，一位烟囱清洁工来到我家检查烟雾报警器，我便让他进来了。然而，仅仅过了五分钟，我竟忘记了自己曾邀请他进来。所以，当我听到家里某个房间传来嘈杂声，并看到一个穿着黑衣的陌生男子时，我不禁大声尖叫起来……

这种反应并非疯狂或妄想，而是源于短期记忆丧失和极度的健忘。

记忆在大脑的哪个角落静静地等待着被唤醒呢？

如果大脑不同区域的神经细胞之间的信息交流出现了障碍或中断，刚刚发生的事件很快就会被遗忘。值得注意的是，即使在失智症的晚期阶段，许多患者有时仍能回想起最近的经历。然而谁也不知道哪些记忆能被保留，又何时能够被重新唤起。

相比之下，遥远过去的记忆往往能够留存很久。专家认为，随着智力的衰退，人们会更加频繁地回忆起生命最初的 25 至 30 年的成长阶段。例如，一位健忘的老妇人仍然记得她童年时养的那只腊肠犬，并含糊地念叨起它曾经做过的那些让她捧腹大笑的趣事。另一位处于失智症晚期的老人仍旧能娓娓道来他年轻时的集邮经历，以及某一日将邮票悉数售出，获得一笔可观收入的往事。但他却已经忘记了，就在五分钟前，他还吃了一块蛋糕。

很多患者会借助他们过去的知识和记忆来理解现实。例如，他们可能会用过去的经验来解释当前的环境或情境。这往往是他们与现实世界建立联系的重要途径之一。比如，一位记忆力严重衰退的女士，在一位朋友家的温室里看见很多花盆时，会困惑地自言自语："我这是在哪里？"由于缺乏其他线索，她可能会联想起弗里达姨妈的花店，她小时候喜欢在那里玩耍。尽管现实环境和记忆中的环境不同，这种联系却仍能给她带来幸福感，因为那些回忆对她来说十分美好。

如果告诉她弗里达姨妈在 50 年前就已经去世了，我们现在是在她儿子的同学家做客，又有什么意义呢？这样做不会有任何好处，只会让她面对自己记忆力衰退的现实，使她感到悲伤甚至绝望。

但在这种情形下，显然也没有人会直接回应说："没错，我们现在就在花店里。"因为这无疑是一个拙劣的谎言。相反我们可以认同患者的所说所感，以一种平和的方式来肯定她的感受。所以这样回答可能更为妥当："在弗里达姨妈的花店里一定很美好，特别是夏天，所有的花朵都绽放出最灿烂的色彩。"这样的回答没有否认她的感受，而是以一种柔和的方式引导她回归现实世界。

如果我们能不再批评那些健忘的人，而是理解并接纳他们的感受，他们将会生活得更加轻松自在。这样做有助于他们将过去美好的感受融入当下。以我们前面提到的那位老人为例，如果能将她的房间摆满许多盆花，这或许对她大有裨益。这样的环境布置能让她在情感上不断重温与弗里达姨妈共度的那些美好时光，帮助她在日常生活中找到更多的快乐和安宁。

"你永远都不要问我……"

这句话出自理查德·瓦格纳（Richard Wagner）的歌剧《罗恩格林》，被人们当作玩笑话使用，以避免回答某些问题。这句习语表现了人们在他人过度探询或自己未能准备好回应时的不安和尴尬。

想象一下，对于那些不能依赖自己记忆的人来说，情况将会是怎样的呢？他们不能提取自己的记忆，即使面对最日常的话题也无话可说。甚至面对像"你睡得好吗？"这样简单的问题，他们也可能感到困惑，因为他们的大脑无法提供任何关于夜间所发生事情的信息。一旦他们意识到自己处于这样的困境，焦虑和压力感就会迅速涌上心头。

注意：避免要求过高

脑力训练、益智游戏和其他脑力游戏常常被推崇为治疗失智症的良方。但它们对健康人群的效果尚且存疑，对于已经存在严重记忆缺陷的人来说，这些游戏不仅无效，甚至有害。这种记忆训练并不能阻止疾病的发展。科隆的马克斯－普朗克神经研究所的一项研究证明了这一点。该研究发现，经过多个小时记忆训练的患者的症状恶化程度与未经过训练的患者相同。更重要的是，记忆训练会让患者感到沮丧，增加其心理压力。因此，作为照护者，我们应该保护他们免受这种伤害。

此外，在与患者交流时，我们应避免两种情况：一是不断地提出问题，因为这样做可能会增加他们的压力；二是同时提出两个不同的要求，因为这可能会使他们感到不安甚至愤怒。相反，最佳做法是创造一个环境，在这个环境中，患者不必精确回忆近期事件，也不必频繁调整自己的适应状态。为了促进患者的精神和身体健康，最好侧重于两种已被证明有效的方法：体育锻炼和广泛社交。这两种方式都能有效促进身体健康，对大脑的血液循环和认知能力产生显著的积极效果。

在与患有思维障碍的人相处时，深刻理解他们的状况和需求是最重要的。在此基础上，我们才能更好地进行护理。

因此，最好不要直接问诸如"今天早上是谁打电话过来了？""您按时吃药了吗？"或"您的孙子马库斯来了吗？"之类的问题。当我们不得不问一些问题时，如果没有得到回答，应避免一再追问。因为患者可能不知如何作答，这会让他们感到伤心或愤怒。

当然，说起来容易做起来难。这需要一种巧妙的沟通技巧，即在不提出过多直接问题的前提下，仍能有效地了解患者的需求。这里有一个小窍门：尽量避免使用"我"和"你/您"，而是用"我们"。例如，可以说："我们现在或许可以来杯咖啡"，然后观察患者的反应，而不是直接问"你/您想喝咖啡吗？"与其询问其孙子是否来过，不妨谈论孙子经常来看望是多么令人高兴的事。这种轻松的对话方式能在不给患者造成压力的情况下，帮助您获取所需的信息。

我们需要避免提出那些让患者困扰的问题，比如询问他们是否吃过药了。更好的做法是将药片放在他们容易看到的地方，并简单地提醒他们："看，这是您的药。"这种方法既能确保他们按时服药，又能同时营造出愉快的氛围，从而达成一种双赢的局面。

持续摸索

护理是一门需要反复试验的科学。每个患有记忆障碍或失智症的人都拥有自己独特的人生经历和背景，因此他们对不同情况的反应会有很大差异。这就要求护理人员必须具备敏锐的观察力和持续学习的精神，通过不断的尝试和调整，逐步摸索出哪些方法对患者有效，哪些能产生显著效果，以及哪些可能对患者毫无助益。此外，如果患者总是感到被误解，他们可能会因为生气或失望而选择封闭自己，这对他们的康复是极为不利的。因此，无论是专业的护理人员还是家庭照护者，都需要将理解患者作为首要任务。只有真正理解了患者的需求和感受，才能为他们提供有效的护理。

日常生活故事

共处胜于孤独

"我们有理由相信，在不久的将来，我们就能通过药物来预防失智症。"教授这样说道，同时，安抚地将手放在那位寻求建议的女士的手上。然而，这番乐观的话并未给她带来丝毫的安慰。一直以来，她都习惯于遵从科学的指导，但在护理自己那严重健忘的母亲问题上，她感到前所未有的挫败和孤立无援。她渴望找到那些能够提供实质性帮助的高质量研究，却发现这样的研究少之又少。这位女士不禁愤怒地想："我们投入了成千上万的资金去研究疾病的原因，但在构建有效的护理体系方面，投入似乎远远不够。"

她真心希望能够为母亲提供最好的照顾。独自抚养她长大的母亲既是她的家人，也是她的朋友和导师。在任何时刻，母亲都坚定地支持她，无论是行动上的帮助，还是温柔的建议。这位身体虚弱的老人理应享受到全面而舒适的护理。但现实却是，女儿在繁重的工作和无休止的护理任务之间焦虑而疲惫地奔波。

失智症患者的新家园

一位朋友向她介绍了附近的一家专门为失智症患者设立的老年公寓。在这个共同居住的公寓里，有六间单人房、两个浴室，以及一个带有露台的宽敞的客餐厅，住户可以携带自己的家具入住。专业的护理人员会在早晨和晚上上门服务，就像在家中一样。还有两名受过专业培训的日常生活护理员负责管理这个不同寻常的家庭，并鼓励患者们积极参与日常生活中的各项工作。用家务劳动代替职业治疗，用晾晒衣物替代椅子操——这个想法立刻让女儿眼前一亮。

有点像在家里

这家老年公寓恰好还有一个房间空着。当母女俩来到这里试住时，她们看到其他住户们正围坐在餐桌旁，开放式厨房中飘来了饭菜的香气，大家欢声笑语，交谈不休。这里的氛围就像一个温馨的大家庭。那天晚上，女儿思考着，"如果将来我生病了，我也愿意住在这样的公寓里。"她开始计算房租、水电费、日常开支以及护理费用是否在预算之内。幸运的是，自2017年德国《护理加强法》实施以来，这种老年公寓的住户不仅能获得护理津贴，还能额外领取一笔可观的补助。而且，她的母亲还有一些积蓄。

拥抱对抗忧郁

被诊断为失智症，对于患者及其家人而言，
无疑是一记沉重的打击。这时候，究竟什么能
够带来快乐和希望呢？

在日常生活中，有几个简单的方法可以帮助我们对抗低落情绪：那就是感受温暖、做运动和定期进行身体接触。比如，在壁炉前烤火，蒸桑拿，或者到阳光明媚的地方旅行，这些都能带来温暖和愉悦。同时，通过运动来保持身体的活跃也是不错的选择。此外要多多拥抱，即使只抱十分钟，也能让心情变好。因为触摸和身体互动会引发复杂的神经生物学反应，促使身体释放激素和神经递质。这些物质能够减少恐惧和焦虑，还能增强彼此间的联系，并对大脑活动产生积极的影响。这种生理变化也会影响到身体状态：心跳更加平稳，呼吸更加均匀，我们的整体感觉会变得更好。

然而，对于许多失智症患者来说，现实却往往并非如此。尽管他们非常渴望再次感受到拥抱的温暖，但实际上他们和别人几乎没有任何身体接触。同时，对于情欲的需求也不容忽视，我们都需要感官上的亲近和温暖，渴望拥抱和抚摸，希望享受和放松。

我懂你的感受

要想向患者传达我们的理解和同情，我们必须首先学会识别他们的感受。通常只要观察他们的面部表情，我们就能知道他们是悲伤、愤怒、放松还是高兴。同时，他们的手势和身体姿势能比语言传达出更多的信息。

例如，当某人因为被忽视而感到受伤时，他可能会交叉双臂，将视线移开或者转过身去。此时，如果我们能够敏锐地捕捉到这些信号，并明确地表达出对方现在的情感，通常有助于缓和紧张的气氛。比如可以说"我知道你现在很生气，我很抱歉。"

如果对方说的话我们一时难以理解，那么仔细观察他们的面部表情就变得尤为重要。声音的语调和音量同样也传达了信息。但如果患者因为疾病变得非常孤僻冷漠，他们可能会无法控制自己的面部表情。在这种情况下，照护者需要付出加倍的努力，去感知和关注他们的情感变化。

当与患者的交流变得困难时，照护者不仅要通过语言，还要借助面部表情、声音和语调来传递信息。因为在失智症晚期，尽管语言交流可能受限，但患者仍然能够捕捉并理解这些肢体语言。同时也要注意，最好不要说得太多，也不要使用矫揉造作的语调。最重要的是要实话实说：患有记忆障碍的人对矛盾有着敏锐的直觉，能够识别我们的谎言。

慢下来之后的发现

即使面对困难，我们仍需保持耐心，为亲人留出时间，全心全意地陪伴在他们身边。因此，即使我们已忙碌不堪，也应该暂时放下手中的事情，坐下来，用友善的目光注视着他们，敞开心扉，倾听他们想要表达的内容。当我们能够真正建立起这样的联系时，就能避免因为误解而产生的疲惫和争执，让双方都能够感到轻松和舒适。

为了营造愉悦的氛围或化解冲突，我们可以和患者聊聊他们曾经的爱好和趣事，尤其是那些你们或许共同经历过的往事。这些话题不仅能够拉近彼此的距离，还能让患者感到被关注和被理解。同时，在处理棘手情况时，适时的小恭维（务必真诚）也能起到意想不到的积极效果。毕竟，恰到好处的赞美总是能够让人心生欢喜。

在神经细胞的迷宫中

迟钝、糊涂的失智症患者内心深处仍渴望着爱和认可。受限于疾病的他们需要更多的安慰、肯定以及稳固的情感纽带。他们希望能够融入家人的生活，害怕独自面对困惑、被排斥和失去归属感。当家人忙碌时，他们只要能够在旁边静静坐着，就已经心满意足了。

过度热心？ 越少越好！

患者渴望维持对自己生活和日常事务的掌控。当得到的支持恰好能满足实际需求时，他们会感到满足和安心。对照护者来说，这意味着他们只需在适当的时候提供必要的帮助，而不是全权代替患者做决定。关键在于提供支持，同时尊重患者的自主性。

"放着吧，我来做"——这样的说辞，如果背后是过度的控制欲或是高高在上的领导作风，即便是最有耐心的患者，最终也会因此感到极度压抑，愤怒不已。因为这些患者虽然记忆力衰退，但他们依然渴望被视为富有生活经验的人，得到应有的尊重。

因此，明智的照护者并不会包揽一切，而是如同护理研究者埃尔温·博姆（Erwin Böhm）所形象描述的那样，采取一种"袖手旁观"的态度，在必要时才伸出援手。他们提供恰到好处的支持，让患者能够自己应对日常且熟悉的活动。例如，很多时候只需要作个示范，就能提醒患者如何穿袜子或刷牙。这样，患者得到了应有的尊重和价值认可，冲突发生的可能性也会随之降低。

　　紧张时刻的小小慰藉：只要我们保持积极的心态，充满关爱，即便面临诸多挑战，也不会偏离轨道太多。

界限通常是模糊不清的。比如，当患者一个动作连续出错三次时，我们往往会本能地伸出手来，帮他们纠正错误。然而，为了维持良好的关系，我们要清楚地认识到：宁愿接受一些小的失败，也不要因为过度的照顾而让患者感到羞愧或束缚。此外，界限的划定往往并非易事。比如，当患者某个动作连续出错三次时，我们可能会本能地想要介入并纠正他们。然而，为了维护良好的关系，我们必须清楚地认识到，与其因为过度的照顾而让患者感到羞愧或被束缚，不如宽容地接纳他们偶尔的小失误。这样，我们既尊重了患者的自主性，又维护了彼此之间的和谐关系。

能帮我个忙吗？

当我们面对一些让人头疼且似乎无法解决的问题时，换个话题通常能有效缓解紧张的气氛，避免事态恶化。例如，可以请求正在气头上的亲人帮一个小忙："你能把那个杯子递给我吗？"或者"我能用一张你的纸巾吗？"并在事后礼貌地表达感谢。这样做通常能让对方的怒火消散，使日常生活得以重回正轨。

心理学家通过大量研究证实，当一个人感激地接受我们的帮助时，我们会对他产生更多的好感。这是因为通过给予帮助，我们实现了自己的价值，并因此获得了满足感。这种心理现象同样适用于逐渐变得健忘的老年人。他们同样会因为我们的善意和帮助而对我们产生更多的好感。

总之，我们应该比平时更频繁地向他人表达感谢，说一声"谢谢"。这样的善意和感激对于需要照顾的人来说总是有益的，能够让他们感受到尊重和关爱。

"我的失智症患者们"

言语的力量是巨大的——它们既可以构建一个人的自尊，也能深深地伤害他们。在护理领域，这个话题至关重要，但遗憾的是，它往往被忽视。在专业的护理环境中，我们有时会听到这样的说法："我的失智症患者们今天状态真好。"然而，更糟糕的是，当面对行为异常的患者时，一些护理人员会用疾病的症状来称呼他们，如"那个大喊大叫的""不断提问的""黏人的"或"四处游荡的"。这些标签将患者简化为他们疾病的表象，忽视了他们作为人的尊严和个性。因此，现代的专业护理人员更加注重使用恰当的语言，他们有意识地称呼这些患者为"患有失智症的人"，而不是简单地称他们为"失智症患者"。这种细微的差别看似微不足道，但它确实能够影响我们对待患者的态度。只有当我们首先承认护理的对象是完整的人，而不仅仅是疾病的载体时，我们才能真正与他们建立起尊重和理解的关系。这样的态度是建立良好护患关系的关键，也是提供高质量护理服务的基础。

这不仅仅关乎我们如何谈论他们，更重要的是我们如何与他们交流——以及我们作为亲属如何允许他们与我们交流。对于那些一生都被陌生人以"您"和"某某先生/女士"或者"某某博士"等尊称来称呼的人，如果护理人员突然以直呼其名的方式说："来吧，卡尔·君特，你现在得洗澡了"，这会被他们视为一种严重的冒犯。

因此，在与患者交流时，我们应该使用与他们社会地位相符的称呼。对于亲密的朋友，或许可以选择昵称；而对于其他人，则应尊重并使用恰当的称呼。对于那些已经无法区分过去和现在、不再认识熟悉地点的人，他们正在寻找自己的身份，不断自问："我是谁？"此时，称呼他们的名字可以帮助他们确认自己的身份，提醒他们自己在社会和家庭中的位置。毕竟，我们都喜欢听到自己的名字被提及，它是我们语言中最为亲切的声音。此外，提及患者亲人的名字也能给予他们安慰和确认感，所以在谈话中不妨经常提及。

护理中的核心问题

随着家人被确诊为失智症，亲属需要注意的事情突然增多。以下是在照顾失智症患者时极易出现的几个核心问题。

通常需要一段时间才能逐渐了解和掌握各种问题和解决方案。他们每天都在学习新的知识和技能，这个过程虽然往往能带来满足感，但有时候也会伴随着疲惫或暂时的挫败感。因此，对于家属来说，尽可能全面地了解相关信息是至关重要的。这有助于他们更好地应对护理过程中的挑战，也能让他们更有信心地支持患者。

熟悉的流程

有些基本的做法可以使护理工作变得更加轻松，尽管这些做法在开始时可能听起来会使护理过程变得更长或更烦琐。例如，制订一套固定的日常流程，并将其仪式化，可以帮助护理工作更加有序和高效。同时，给予患者尽可能多的自主完成日常任务的机会，即使这可能需要花费更多时间，也是非常重要的。因为这样做有助于建立轻松融洽的相处氛围，增强患者的自我意识和信任感，而这些好处远远超过了额外花费的时间。通过这种方式，可以减少许多可能导致需长时间解决的冲突，使护理工作更加顺畅和有效。

制订一套简单的日常流程可以有效避免压力，无论是患者还是照护者都能从中受益。通过遵循固定的日常流程，即便在面临棘手挑战时，双方也能共同营造一个轻松且无障碍的交流环境，无须过多的思考、讨论或回忆。随着时间的推移，这些流程逐渐成为自然而然的行为模式，有助于有效缓解紧张情绪和恐惧心理，其积极效果已被众多心理学家证实。

在制订日常流程时，可以采用"如果－那么"计划法。这种方法通过建立条件反射，使得患者在面对特定情境时能够自然而然地知道该做什么。举个例子：当母亲需要洗澡时，女儿会提前告知母亲"呵护时间"要开始了。女儿会制订一套始终如一的仪式，为患病的母亲带来安全感。首先，女儿可能会拿出母亲最喜欢的柔软浴巾，然后让母亲闻一闻熟悉的沐浴油的味道，再放上迪恩·马丁（Dean Martin）的温柔情歌。在浴缸开始放水的时候，女儿还会点亮不带火焰的LED蜡烛。一切都准备就绪后，母亲便可以开始洗澡。

一切流程化

我们可以用同样的方法来准备餐点。例如，可以愉快地告诉患者早餐准备好了，烤面包或咖啡都特别香，并播放一首特定的音乐，如莫扎特或埃尔维斯的曲目。接着，可以温情地注视着患者，并在每次早餐时都说一遍："希望你能用餐愉快。"

然而，这样的日常流程需要经过反复练习才能熟练掌握。为了让患者逐渐适应，我们应该一次只引入一个或两个新的日常习惯，并尽可能具体地规划并坚持执行，直到一切都能自然而然地进行。随后，如有需要，再逐步加入新的元素。

激励式护理

过度关心的父母总是想要竭尽全力地保护他们的孩子免受一切可能的伤害。有些照护者在照顾健忘的老年患者时，也会不自觉地陷入这种角色。比如那些"直升机式照护者"，他们想要随时随地迅速介入，密切监控患者的一举一动。这种无微不至的关怀有时甚至演变为溺爱，不让患者承担任何辛劳。然而，对于健忘的患者，我们需要持续地提醒和鼓励他们去完成某些事情。如果照护者因为不愿意长时间等待而亲自动手代劳，这反而不利于患者的恢复。因此，在这种情况下，保持耐心、让患者自己动手才是更好的选择。

"让我来吧！"如果什么事都替患者做了，这实际上会使他们处于完全被动状态。这样一来，他们尚存的能力就会迅速退化甚至丧失。长时间无所事事地坐着，不仅会导致身体上的衰弱，还会影响心理健康。

虽然我们可以理解照护者希望为患者提供无微不至的关怀，然而这种过度的关心有时却可能剥夺了患者的自主权。而且事实上，患者越独立，那么就证明照护者做得越好。这是因为，与其完全代替他们做所有事情，不如耐心提供陪伴和支持，仅在患者无法独立完成的任务上施以援手，这种方式虽然更具挑战性，但却更加值得赞扬。

> 好的护理意味着接受缓慢的进程和忍受失败。最重要的是：耐心！

因此，当物品掉在地上时，可以先稍作等待，看看患者是否能够自己把它捡起来。在穿衣时，可以准备好合适的衣物，让患者自己穿。只有在他确实无法扣上纽扣或拉上拉链时，再提供帮助。同样，可以让患者自己刮胡子，即使这可能需要花费很长时间，也应耐心等待，直到他完成。即便他刮得不是很干净，留下了一些胡茬，也要真诚地表扬他。这种做法能增强患者的自尊心，让他感受到自己在生活中仍能完成一些任务。

敏感话题：驾驶

许多人享受驾驶带来的自由和自主性。然而，一旦被诊断出患有失智症，医生往往会出于安全考虑，建议他们放弃驾驶。但究竟应该什么时候让患者放弃驾驶呢？这个问题的答案比人们想象的要复杂得多。因为对于那些已有三四十年以上驾龄的人来说，驾驶已经成为一种深入骨髓的习惯和能力。同时，研究表明，处于失智症早期阶段的患者的驾驶风险并不高于那些没有失智症的人，而且他们也并不会引发更多交通事故。因此，法律并没有禁止处于失智症早期的患者驾驶。

何时告别驾驶？

在面临紧急情况时，他的反应能力是否依然敏捷？他的视力和听力是否正常？这些问题对于护理人员来说都难以回答。重要的是，要确保患者在适当的时候告别驾驶。因为随着疾病的发展，患者的注意力和反应速度必然会受到影响。通常来说，在熟悉的环境中进行短途驾驶尚且可行，但长途驾驶则可能让患者感到不堪重负。

安全第一！

对于那些一生都在驾驶的人来说，禁止他们开车可能是一个艰难的决定。但出于安全考虑，我们必须及时让患者放弃驾驶，在必要时甚至要拿走车钥匙。照护者不能犹豫太久，因为这不仅关乎到患者的安全，同时也关乎其他人以及照护者自身的安危。一个已无法判断情况的司机对周围每一个人都可能构成威胁。

那么该怎么办呢？

面对这种情况，患者应当尽早开始练习使用其他交通工具，以保持出行自由。尤其有些男性一辈子只开过自己的车，他们往往因为不了解如何乘坐火车、轻轨或地铁等公共交通工具而感到畏缩。因此，我们可以陪他们一起练习如何购买车票以及如何坐车。同时，还可以组织骑自行车或划船等愉快的活动，以此来弥补他们失去驾驶自由的遗憾。

增强锻炼

无论是走路、站立、跑步、举重、攀爬、跳舞、跳跃还是短跑——我们的肌肉运动都对生命有益。患有失智症的人也能从中受益，甚至可能比健康人受益更多！毕竟，规律的运动不仅可以增强心肺功能和肌肉力量，还能影响大脑的新陈代谢，从而让患者放松心情，同时增强他们的认知能力。

当身体活动起来时，会释放出提升幸福感和增强自信的荷尔蒙。

通过肌肉运动抵抗遗忘

在失智症的早期阶段，患者仍有能力在运动中学习新技能并表现出色。他们能够承担的运动量超出了最初的预期，并从中获益良多！同样，长期处于照护压力下的亲属也可以一同运动，享受运动带来的积极影响。

身体运动可以降低大脑前额叶的过度活跃状态，从而缓解过度思考、愤怒和担忧等负面情绪的影响。同时，皮质醇水平也会降低，这是一种积极的变化，因为皮质醇是一种在压力下会过度分泌的激素，而血液中皮质醇过多会对心理健康造成不良影响。此外，与其他一起运动的人交流也能有助于缓解压力。

进行规律且适度的运动，比起偶尔的高强度运动，更能有效维持身心健康。随着力量减弱和平衡感变差，患者的行动能力常常会受到限制。因此，可以尝试跳舞或打太极。当然，还有许多其他的体育活动也同样有益，患者可以根据自己的身体状况量力而行。

在许多社区，体育俱乐部都专门为失智症患者提供定制的课程和活动。同样重要的是，只要条件允许，我们应该让患者继续留在他们熟悉的运动团体中锻炼。专为失智症患者设立的小组活动中，涵盖了体操和游戏项目，会使用大小不同的球、软硬各异的弹力带或是套圈玩具等器材。这些活动的氛围通常非常轻松愉快，大家经常开怀大笑，为整个锻炼过程增添了更多乐趣。

坐、站、走

无论是打球、快步走、游泳还是跳舞，都可有效促进身体的血液循环。重要的是肌肉得到锻炼，心跳加速，新陈代谢得以加强。进行这些活动时，无须追求达到筋疲力尽和大汗淋漓的程度，但适度的运动确实必要。无论何时开始锻炼都不算晚，只是在患急性疾病或发热时应避免进行锻炼。

此外，运动对大脑也有积极影响。它能改善大脑的血液循环，促进新血管的发育，以及突触和脑细胞的生成。因此，运动能够提升思维能力、注意力和记忆力。

应该在身体充分休息后进行锻炼，锻炼应该具有一定的强度和挑战性。

但是，由于患者方向感减弱，他们比其他人更需要额外的支持。他们常常会困惑："我这是在哪里？我应该在这里做什么？"因此，保持团队规模较小且成员稳定对于患者来说至关重要，这样可以给他们带来安全感。同时，提供固定的参照物或标记也是必要的，以便他们更好地识别和记忆环境。教练应该给出简短而明确的指令，并经常给予患者表扬，同时不断重复演示动作。实际上，教练亲自示范动作比单纯的口头讲解更加重要。在必要时，教练可以耐心地引导患者完成动作，甚至可以轻轻触碰他们，以帮助他们更好地掌握动作要领。此外，播放有节奏感的音乐也能极大地帮助患者协调动作。

对于身体虚弱的患者来说，椅子操是一种温和的锻炼方式，既能够增强肌肉力量，还有助于维持或提升患者的活动能力，从而保持身体健康。椅子操的许多动作无须额外的器械辅助，只需要一把能够牢固地放置在地面上的椅子。推荐尽量使用无扶手的椅子，因为它能提供更大的活动范围。此外，如果想在家中让患者进行练习，最好先由专业的物理治疗师指导和演示。

参与最重要

遗憾的是，失智症患者常常无法参加常规的运动，有时候是因为他人的限制，有时候则是因为他们觉得不好意思而主动退出。正因如此，我们应当以友善的态度鼓励他们积极参与。对这些患者来说，重要的是能够参与其中，能够在团体中享受运动的乐趣。无论失智症患者的病情发展到何种阶段，他们都依然有能力激活肌肉。"用进废退"，这意味着如果我们不经常使用肌肉，它们就会逐渐萎缩。因此，应该做一些简单且步骤清晰的锻炼，并逐渐提高难度。与其一次做很多复杂的动作，不如选择少量动作反复练习。

记忆花园

在人们回顾自己的一生时，许多人都会认为 15 岁到 30 岁这段时光是他们经历最为丰富的阶段。研究人员把这个阶段称作"记忆之丘"。甚至在失智症的晚期阶段，许多患者仍能清楚地回忆起他们这一阶段的经历，并且愿意分享这些回忆。他们不仅能回忆起具体的事件，还能重温当时的感受、想法以及生活目标。

为了充分利用这一特点，专家们提出了一种独特的方法——"生命史工作"。该方法通过引导患者回顾过去，如翻看过去的照片、聆听熟悉的音乐或阅读喜欢的书籍，有意识地激发他们现有的能力，并有助于延缓记忆力的衰退。

尽管如此，有些人并不喜欢回忆过去，对过去毫无兴趣。我们必须尊重这一点！

回忆的相册

翻阅相册是唤起生命中美好回忆的绝佳方式。当照护者和患者一同翻阅相册时，能够深入了解患者的生活故事，从而和他们有更多共同话题。同样受到患者喜爱的，还有那些记录着他们曾去过的风景名胜，曾喜欢的画家、演员、歌手或汽车的画册。虽然翻阅相册偶尔也可能唤起患者的悲伤回忆，但幸运的是，正面的记忆通常比负面的记忆更容易在大脑中留下深刻印象。那些不愉快的经历由于较少被提及，往往会更快地淡出人们的记忆。

一同欣赏图片

网络世界为我们展现了各种有趣的内容。这些内容引发我们闲聊，共同唱歌或运动，享受其中的乐趣。特别是动物题材的纪录片、音乐视频或特技电影，能够带来轻松愉快的娱乐体验。在选择内容时，我们应考虑到患者的个人喜好，确保所选内容能够让他们感到开心。

在看照片时，可以给出巧妙的提示，告诉他们正在看什么，这样既不会让健忘的人感到压力，又可以帮助他们回忆。比如说："看，这不是艾琳婶婶吗，她穿着那件古老的条纹衬衫，带着她的狗狗古奇。"或者"哇，我妹妹那时候还留着长辫子呢。"

失禁：一个难以启齿的话题

专业人士使用"失禁"这一术语来描述由于各种疾病和闭合机制弱化导致的非自主性排尿或排便。患有失智症的人往往只有在急需上厕所时才意识到自身的需求，但那时他们已无法再控制排尿。医生通常将这种情况称为急迫性尿失禁，它往往是由其他疾病比如尿道反复发炎引起的。

　　失禁，即尿液和／或粪便的非自主性排出，往往是亲属感到护理任务过于繁重的主要原因。

患上急迫性尿失禁后会发生什么？他们往往无法及时找到厕所，或者即使找到了，也无法迅速完成如厕动作。因此，他们越来越频繁地在厕所外的走廊或其他地方出现尿失禁的情况，导致尿液直接流到裤子里。这对于容易遗忘的患者来说是一种尴尬，对于照护者来说则是一种挑战和负担。

医生能够解决的问题！

尿失禁在早期阶段通常比较容易治疗。有经验的医生会检查所有患者正在服用的药物，因为有些药物会让膀胱更频繁地收缩，从而增加了尿急或尿频的情况，而有些药物（如肌肉松弛剂和镇静剂）则会削弱膀胱的闭合机制。通常情况下，通过调整药物剂量或换用其他药物就能解决问题。还有药物能够帮助患者重新控制膀胱功能。此外，患者也可以在物理治疗师的指导下锻炼盆底肌，从而提高膀胱的控尿能力。同时，任何能够增强或放松盆底肌的运动都对治疗尿失禁有益，尤其是骑自行车和徒步旅行。

不要放弃

在很多情况下，如厕训练能产生显著的效果。这包括与失禁患者一起练习在特定时间定时上厕所，例如起床后、餐后和睡前。鼓励他们在早上洗漱和吃早餐前上一次厕所，在早餐后半小时再上一次厕所。随后，每隔两到三小时再提醒他们。经过几周的训练，他们的身体将适应在特定时间进行排尿，进而有效减轻失禁问题。

当这种不适得到缓解后，健忘的患者可以更积极地参与社会生活。然而，对于患有失智症的人来说，通常很难完全恢复排尿或排便的控制能力。在失智症的晚期阶段，患者可能会忘记厕所在哪里以及在厕所需要做什么。他们在坐下时可能会处理不好自己的衣物，或者将其他地方误认为是厕所。

失禁怎么办？

◆采取措施确保患者能够轻松且安全地上厕所。例如，确保通往厕所的路上有充足的照明、提供适合患者使用的助行器，以及在马桶边安装稳固且易于抓握的扶手。此外，将马桶座圈换成颜色鲜艳的款式也是个好主意，因为对比鲜明的物品更易于辨识。同时，还可以考虑在马桶上安装一个加高的座位，让使用更加方便。在外出购物或旅行前，预先了解目的地厕所的具体位置也很重要。

◆注意征兆：如果患者看起来紧张不安或是频繁用手触摸下体，这可能表明他需要上厕所。

◆护理支持中心和护理服务机构通常具有丰富的经验，可以帮助失禁患者选择合适的护理产品，并提供专业的护理指导。医生会开具相应的处方，医疗保险会报销费用。

◆ 在选购失禁护理产品时，材质的选择至关重要。举例来说，如果护理垫的材质导致患者皮肤受损、感到不适或容易移位，患者可能会选择取出并拒绝使用。因此，在挑选合适的护理产品时，必须综合考虑失禁的类型以及患者的具体需求和偏好。对于享有法定医疗保险的患者，若对医生推荐的产品不满意，他们有权向保险公司申请更换其他类型的护理产品。私人保险的情况则依据不同的保险计划而定。此外，许多网店和医疗器械店提供免费样品供顾客试用。我们可以利用这个机会，通过实际体验来找到最适合患者的产品。

◆ 湿透的护理垫或内裤常令患者感到尴尬。因此，他们喜欢把它们藏起来。在这种情况下，最好不要过度责怪。如果找到了这些物品，就简单地处理掉，并说："这没什么大不了的，我们马上就能解决。"

◆ 为了应对异味困扰，可以使用专门的清洁剂，这些产品也可以在网上私密订购。优质的产品能够通过化学反应分解尿液中的尿素，从而根除异味，而不仅仅是用香水来掩盖。

◆ 在清洁皮肤时，洗手液可能比肥皂更加温和且易于使用。当然，仅仅用水清洗也是可以的。

◆ 多吃蔬菜和全麦食品有助于改善大便失禁的症状。因为这些食物富含纤维，能够增加大便的体积，使储存和排泄在多数情况下变得可控。通过增加大便量，患者可以更好地控制排便过程，减少意外失禁的情况。

◆ 即使大便失禁不能完全治愈，但借助辅助工具患者仍能实现无忧的日常生活。例如，那些可以通过网眼内裤固定住的护理垫是一个很好的选择。这种产品能稳固地保持在适当位置，为患者带来更加安心和舒适的使用体验。此外，失禁裤或大便收集袋能提供额外的防漏保护，有效防止尿液或粪便泄漏，从而减少失禁带来的难闻气味，帮助患者保持身体清洁。

亲爱的金钱

> 同样，坦诚交流能帮助所有相关人员更有效地解决问题。通过全面获取信息，人们可以规避财务困难并避免出现意外。

当父母的退休金不足以覆盖其护理与生活开销时，子女不仅在道德上有责任，而且在法律上也有义务提供经济支持。这让很多人感到困扰——他们虽然愿意支持父母，但往往也面临着经济方面的压力。

子女提供经济支持的流程如下：首先，社会福利机构会介入并评估子女的经济状况。每个子女都会根据自己的收入和资产状况支付一部分费用。如果兄弟姐妹中有人未能履行支付义务，其他子女并不会被要求承担额外的责任。简言之，每个子女只需承担自己的法定份额，无须为兄弟姐妹的份额负责。

您不必过于担心，因为即使父母的退休金不足以支付其日常护理和生活开销，他们往往还会有一定数额的收入和财产。因此，在很多情况下，子女并不需要额外支付赡养费。此外，那些曾经虐待子女的父母将永久丧失要求子女支付赡养费的权利。

此外，您还可以申请一些额外福利。申请虽然耗时，但往往是值得的。以下是一些主要规定：

- 如果护理对象的收入较低且没有财产，务必联系社会福利机构。为避免错过任何应得的权益，请尽快联系并咨询相关事宜，因为补助的发放是从提交申请的日期开始的。

- 法定医疗保险和所有私人医疗保险均有义务提供护理保险。简而言之，只要护理对象正常参加了医疗保险，就会自动享受护理保险，可以领取护理津贴，并将其转交给负责照护的亲属。

- 如果需要护理，应尽早向护理保险机构提交申请，以领取相关福利。福利发放的起始日期将以申请日期为准，因此越早申请，越能确保及时获得所需支持。申请表可以在护理保险机构或互联网上获取。

- 私人和法定保险公司（护理保险机构）在收到预先通知后，会派评估员来评估患者的护理需求。过去，护理工作量是以分钟为单位来计算的；而现在，评估员会全面评估患者在日常生活各个方面的自理能力，并将评估结果划分为五个不同的护理等级。在评估过程中，评估员会综合考虑患者的身体、智力和心理状况。尤其值得注意的是，与以往相比，失智症患者的护理补助金额有了显著的提高。

- 参与家庭护理的家庭成员、朋友和邻居可享受法定意外伤害保险，且无需支付任何费用。只需在事故发生后的三天内，向当地社区的意外伤害保险机构报备即可。

- 如果照护者因参与家庭护理而打算辞职，应在作出决定前向劳动保障部门咨询相关后果。切勿未经事先咨询就直接向雇主提出辞职。

- 对于那些需要同时兼顾工作和家庭照护的人来说，他们有权在紧急情况下为护理亲属而请假，最长可达 10 天。此外，如果所在的公司有超过 15 名员工，他们还可以申请长达 6 个月的护理假。

- 为照护者提供更多养老金：通过照护工作，照护者可以获得更高的养老金待遇，因为护理保险机构会代其缴纳保费。因此，照护时间也可计入缴费期限。建议您前往护理保险咨询中心，填写相关问卷以获取更多信息。若满足所有条件，您将收到一份正式通知，确认您将获得更高的养老金待遇。

- 此外，还可以向市政府咨询是否满足领取残疾人证的条件。持有该证件的人可以享受一些特权和福利，如税收优惠、专用停车位、公共交通便利、文化活动门票折扣等。

• 当预见到患者的活动能力即将下降时，应尽早考虑对公寓进行无障碍改造。为此，可以向德国复兴信贷银行申请资助。许多改造项目还能得到护理保险机构的资助。

在金钱问题上也是如此：充分获取信息，有很多帮助可供选择！

法定照管

立法者设立了"法定照管人"这一职务，专门在特殊困难情况下提供帮助。在理想的情况下，这是一个全面无忧的方案。

当老年夫妇中的一方记忆力开始衰退，需要人照顾时，他们往往发现手头资金匮乏，且难以获得必要的帮助，这种情况在现实生活中并不少见。那些独自照顾患病伴侣的老人很快就会感到力不从心。同样，对于那些独居的老人来说，当他们意识到自己的认知能力或精神状态开始衰退时，他们面临的情况也和独自照顾伴侣的老年人相似。子女在承担照护责任时，也时常感到力不从心，压力巨大。随之而来的是堆积如山的账单和未处理的文件、层出不穷的电话诈骗（如伪装成孙子急需用钱的"孙子骗局"）、黑心旅行社的欺诈，以及卫生条件变差的居住环境。

国家的全面帮助

通过指定法定照管人，可以显著减轻患者日常生活中的负担。这位照管人会向那些在日常生活中需要帮助的人提供支持和指导，他的职责包括债务处理、账户管理、账单和收入核查、申请补助以及房屋管理等。他不仅代表患者与各个机构进行沟通，而且在必要时还负责处理患者的邮件，确保他们在生活各方面都能得到妥善照顾。作为法律指定的代理人，照管人的任务是确保患者的日常生活正常运行。如果由于护理服务的失职导致居住环境不佳或有异味，照管人会代表患者提出投诉。此外，他们还可以安排就医陪同服务，或在患者无法独立洗澡时，提供沐浴协助。与那些不熟悉相关程序且难以有效维权的普通人相比，好的照管人通常能为他们的客户争取到更多的利益。

在指定照管人的过程中，患者并不会失去其公民权利，他们仍然具有进行商业交易、选举、结婚以及立遗嘱的权利。然而，在指定照管人之前，法官首先会审查患者是否真的需要监护。通常，监护的授权仅限于特定领域，例如管理财务和保护财产不受他人侵犯，或者负责家务和家庭护理的管理。在这一过程中，患者的意愿始终是最关键的考量因素。但如果评估结果认为满足患者的愿望可能会对其自身造成伤害，法院将作出相应的调整。

任何德国公民都可以向其所在的地方法院申请这种监护援助。如果怀疑他人或自己无法独自应对日常生活，甚至可以请求家庭医生、医院或警方介入。此外，护理支持中心也能帮助找到照管人。直接联系他们往往是最简单的途径。

对于经济条件较好的家庭或个人，需要自行承担照管人的费用，而对于经济困难者，这些费用将由国家财政承担。

在专业监护下安心接受护理

法定照管人的职责是保障患者的福祉，并充分尊重他们的个人意愿。然而，许多人对此持怀疑态度。他们担心失去自由，担心照管人独断专行。甚至还有传言说照管人会利用职权为自己谋取私利。但事实上，这些都不可能发生，因为这一职业群体受到司法的严密监督。因此，照管人绝不可以随意行动，而是必须严格遵守法律规定，并定期就其工作进行汇报。无论如何，如果患者对自己的照管人不满意或与其相处不融洽，他们有权要求更换照管人。

这些法定照管人并不负责为患者提供情感支持，他们的主要职责是处理文书工作，并尽可能妥善安排患者的生活。因此，偶尔的安慰和闲聊并不属于他们的工作范畴，国家也不会为此支付报酬。然而，优秀的照管人仍会在工作中融入一定程度的情感关怀，这是因为很多人在从事这一职业之前，就有过社会工作等领域的从业经验。

照管人，我的贴心守护者

当失智症患者需要专业而贴心的日常照顾和情感支持时，具备社会服务相关专业背景的照管人通常是更为合适的人选。如果需要良好的财产管理，那么一位有商业背景的照管人或许是个不错的选择。而若担心法律纠纷或已经面临法律问题，那么由一名律师来担任照管人可能会更好。因此，在提交监护申请时，可以明确表示希望获得一位具备特定专业背景且负责的客户相对较少的照管人。

在决定照管人之前，我们可以先询问其当前负责的客户数量。如果他同时负责 80 位或更多的客户，那么很可能他分配给每位客户的时间会比我们期望的要少。另一方面，如果这位照管人主要的工作是经营一家律师事务所，那么即使他只负责 30 个案件，他的时间可能也难以满足需求。而那些专职从事监护工作，且客户数量保持在 30 到 40 位之间的照管人，则更有可能为每位患者提供充足的时间和更细致的关注。

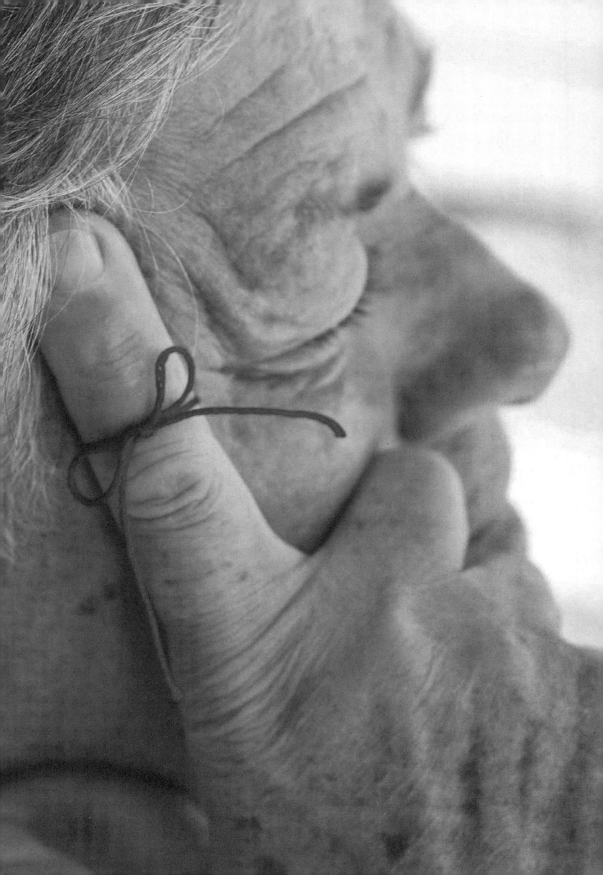

医院中的健忘者

很少有人仅因为失智症本身而住院。然而，失智症患者可能因并发其他疾病而需要住院治疗。这使情况变得更加复杂——但只要掌握了足够的知识，我们也能成功应对这一挑战。

麻烦制造者还是受害者?

失智症患者住院治疗在某些情况下确实无法避免。但是,医院真的为此做好准备了吗?遗憾的是,在绝大多数情况下,答案是:没有。

在德国,超过一半的住院患者年龄超过 60 岁。事实上,他们中许多人在入院时并未意识到自己还患有失智症。受失智症的影响,这些患者往往无法表达自己的不适,因此,无论是家庭医生、护理人员还是照管人,都需要格外留心,时刻保持高度警惕。如果能够及早发现并妥善处理患者的不适症状,往往可以避免住院治疗。

现代医院的工作节奏较快,环境嘈杂,人员流动频繁,这一切都会让那些智力衰退、无法适应这种复杂环境的患者不堪重负。他们比任何人都更需要一个井然有序的环境和规律的日常生活。总之,住院治疗对他们来说意味着极大的压力。

压力重重:医患双方共同面临的挑战

失智症患者因急性疾病住院时,他们常常难以适应陌生的环境、急诊室的紧张氛围以及可能的不适检查。在这种情况下,患者往往会表现出恐惧、不安和易怒的情绪。同时,由于多种原因,常规医院往往未能为这类患者提供充分的照护。

医生和护理人员在面对失智症患者时，由于缺乏足够的信息，往往不知道该如何与他们有效沟通，如何照顾他们的需求。由于失智症患者可能无法提供清晰、准确的信息，医护人员很难了解他们的真实状况和需求。此外，失智症患者在陌生环境中的精神影响并不总是立即显现，这也导致许多人忽视了他们的特殊需求。

简而言之，那些思维迟缓、难以适应医院环境的老年患者不仅自身承受着巨大的压力，还成为医院正常运作的额外负担。他们因为无法快速适应环境，经常无法提供有关自身健康状况和病情的有效信息。此外，英国的专家还指出，由于医院建筑设计复杂，许多行动不便的患者无法及时找到厕所，进而引发了所谓的"因建筑设计导致的失禁"问题。

不可能！

护理研究人员半开玩笑地称医院中的失智症患者为"不可能完成的任务"。这主要是因为医院里缺乏足够的专业人员，他们不知道该如何帮助那些感到害怕、困惑、病痛和被遗弃的失智症患者，以及帮助他们理解治疗方法。仅仅将一杯水放在床头柜上是不够的，患者仍然会感到口渴，因为他们可能看不到水，或者已经忘记如何喝水了。

从医学角度来看，认知功能受损的患者不仅被视为高风险群体，同时也给医院带来了经济风险——这主要源于他们更高的护理需求和更长的住院时间。因此，对于护理人员来说，他们需要尽可能多地陪伴在患者身边，并承担一部分护理工作，以确保患者得到适当的照顾，同时也减轻医院的经济和人力负担。

照护者需要为此投入大量的时间和精力。那些有工作的照护者甚至可能需要请假。因为比起在熟悉的家中，患者在医院这个陌生的环境里更需要亲人的陪伴和支持。亲属们不仅是他们日常生活的照料者，还是他们的情感依靠，能够代替他们表达需求，确保患者在医院得到应有的尊重和关怀。

一位护理研究人员分享了她的亲身经历：当她去医院探望自己的母亲时，发现隔壁床位的一位老奶奶不停地发出呻吟和尖叫。随后她急忙走向病房里的一位年轻的医生，郑重地对他说："请您务必关注那位老奶奶的状况，她看起来十分痛苦！"但医生却轻描淡写地回应："哦，不用担心，她只是因为得了失智症才会这样。"这位经验不足的医生将老奶奶的痛苦表现简单地归结为失智症的症状，而并未认识到这实际上是她在承受病痛折磨的信号。

结论是：千万不要去住院！要尽一切努力让患者能在家中、诊所或日间诊疗中心接受治疗。

疼痛治疗

当老年人在医院表现出极端行为，如大声喧哗甚至闹事时，医生首先应考虑到他们可能正在忍受疼痛。因此，及时减轻他们的疼痛至关重要。疼痛可能会让那些无法清晰表达自己感受的患者感到极度困惑，甚至陷入精神错乱的状态。科学研究已经明确表明，诸如谵妄等意识障碍通常都是由疼痛引起的。

谨慎使用精神药物

当失智症患者的行为干扰到医院的正常运作时，承受巨大工作压力的医生往往会急于使用镇静剂或抗精神病药物。然而，这些神经抑制类药物本应仅用于治疗严重的妄想症。错误或过量使用这些化学镇静剂会带来巨大的危害。这些药物的副作用可能导致患者运动功能严重受损，从而极大地增加了老年人跌倒和骨折的风险，尤其是考虑到他们的骨骼已经变得脆弱。结果是，患者不仅可能继续忍受剧烈疼痛，他们的精神状态也会进一步衰退，走路变得更加不稳。

所以，可能会出现这样的情况：一位原本只是因心力衰竭或急性感染入院的失智症患者，在医院接受治疗后不仅未见好转，反而变得冷漠，还出现了之前未有的运动功能障碍。这说明，原本旨在帮助他康复的住院治疗，反而给他带来了长期的负面影响。

一线希望

幸运的是，越来越多的项目致力于在更多医院推广优秀的治疗理念。同时，公益基金会还为医院工作人员提供海外学习的机会，让他们可以从其他国家汲取先进的照护经验。

目前，德国最为推崇的模式是建立专为失智症患者打造的特殊护理病区。在这里，老年医学以及其他学科的专家将联合为患者提供全方位、精细化的照护服务。这些病区的核心力量是一支经过深入培训、精通失智症护理的专业团队。在德国，尽管能够提供此类专业服务的医院尚属少数，但越来越多的研究结果表明，在这种特殊病区的环境下，患者的护理效果明显更好。具体来说，相较于普通病房，这类病区内的患者使用镇定药物的频率更低，同时康复出院的速度也更快。

老年创伤中心

老年人很容易因为骨折而住院，而且在出院后还需要一段时间的护理。这不仅让他们承受着痛苦和行动上的不便，也给我们的社会福利体系带来了沉重的经济负担。为了提升老年患者的康复效果，德国创伤外科学会制订了一套最佳医疗服务指南。符合这些指南的医院可以被认证为老年创伤中心。

医院应当了解的情况

不幸的是，现状仍然如此：如果医院的工作人员缺乏与失智症患者相处的经验，那么面对患者的异常举动，他们的态度往往非常不友好。为了保护患者免受这种态度的影响，照护者需预先采取行动，主动向医院的工作人员提供信息。因为医生和护理人员获得的信息越全面，他们就能为患者提供更加贴心和专业的服务。

因此，照护者应当简明扼要地记录患者的重要信息，并在患者入院时交给医生。记录中务必明确标注患者患有失智症，以便医生能够有针对性地进行治疗和护理。此外，照护者还应积极与医院沟通，尽量避免频繁更换患者的病房，以减轻陌生环境给他们带来的压力和困扰。对于那些能够提前为住院做准备的照护者来说，最好将以下信息整理到一个文件夹中。即便在紧急情况下，照护者可能无法整理详尽的信息，但也可以在候诊室迅速记录一些关键要点，并在情况允许时再进行补充完善。

治疗与护理中的重要信息

失智症患者在日常生活中可能面临各种挑战，他们往往需要特别的照顾和协助。例如，当患者无法自主进食或饮水时，就需要别人帮忙。对于有吞咽困难的患者来说，食物可能需要特别处理成泥状，以确保他们能够安全进食。此外，如果患者在穿脱衣物时遇到困难，他们同样需要他人的帮助。

有关生活习惯和偏好的重要信息

患者可能会有着一些独特的生活习惯和偏好，例如，他们可能热衷于运动，或者在洗澡时倾向于独立完成而不愿接受他人的协助。此外，有些患者容易迷路；有些患者则喜欢睡懒觉；还有些患者喜欢听音乐。

携带的文件

◆患者的病历。

◆患者意愿书、预防授权书和监护意愿书。

◆用药计划。

◆照护者一定要确保这些信息和重要文件的复印件已被放入患者的医疗档案中，并得到了医护人员的重视。

可能刺激或干扰其他患者的行为

例如：打鼾、咳嗽、不分场合地脱衣服、夜间走动等。

（日常生活故事）

蓝蝴蝶

　　86岁的卡洛琳女士，此前一直住在一套适合老年人居住的小型公寓里，享受着宁静而愉快的晚年生活。不幸的是，她最近跌了一跤，但由于失智症的影响，她已经不记得当时跌倒的具体情况了。现在，她因股骨颈骨折住院治疗。在她的病床上方，有一个标牌写着她的名字和负责照顾她的护士的名字。标牌旁边还贴着一个蓝色的蝴蝶标志。当卡洛琳和她的女儿一起来办理住院时，工作人员敏锐地察觉到她似乎有些健忘，因此建议她们使用蓝蝴蝶标志。后来，病房里的一位护理人员向她解释，带有蓝色蝴蝶标志的患者会受到特殊关照，所以她完全不需要担心。工作人员确实十分尊重和关注她，也不会经常提出她不知如何作答的问题，这使卡洛琳感受到了安心和放松。

只需一个智能标识

　　她的女儿从医院回家后，向家人讲述了这次经历："蓝蝴蝶背后是一个智能的信息和护理系统。我们还没进病房，医生就已经通过病历上的蝴蝶知道了母亲患有失智症。整个治疗过程都考虑得十分周到，我们无须亲口讨论母亲的状况。护士们也都提前得到了通知。从放射科技师到负责送餐的员工，医院里每位工作人员都已做好准备，以满足失智症患者的特殊需求，并为我们提供支持。而且照顾母亲的每一位员工的名牌上也都有一个蝴蝶标识。我们真是幸运，母亲能在这样一家专业而贴心的医院接受治疗。"

以英国人的方式……

卡洛琳所在的医院并不在德国，而是在英国。2012年，北坎布里亚大学附属医院启动了一项针对记忆障碍患者的支持活动。该活动的创始人将这一系统命名为"蝴蝶方案"。该方案旨在提升这些特别脆弱的患者的安全和福祉，并对医护人员进行培训，使他们更好地与患者相处。如果患者或其照护者选择参与这一方案，他们的姓名旁就会悄悄地贴上一个蝴蝶标识。目前，已有超过150家医院采用了这一系统，这不仅提高了患者的满意度，还节省了因并发症和延长住院时间而产生的额外成本。

照护者可以做些什么？

照护者需要提前为未来做好规划。因此，建议提前了解哪些专科医生可以进行门诊手术，以及在何处设有专门针对失智症患者的特殊病区，以便在紧急情况下，能够确保患有失智症的亲人得到及时且专业的照护。如果条件允许，让患者在家中接受医疗服务并由家庭医生进行照护，那自然是更为理想的选择。

上门服务

但如果医生不提供上门服务，而且又很难带患者前去就诊，该怎么办呢？

针对这一问题，德国联邦医疗协会提供了以下信息："医患关系应该建立在信任的基础上，这对失智症患者尤为重要。根据联邦统一合同（该合同详细规定了门诊医疗服务的相关内容），执业医生只有在患者因健康原因无法亲自前往就诊时，比如卧床不起，才应提供上门服务。因此，医生必须从医学角度判断提供上门服务是否合适。"

医疗保险公司也对此进行了进一步说明："在德国，患者享有自由选择医生的权利，这是一项重要的社会福利。因此，患者及其照护者有权更换医生。对于那些正在为失智症患者寻找医生的亲属，我们建议您联系当地医疗协会的患者服务热线。"从这些信息中可以看出，医生的上门服务并不是一项明确规定且易于实现的服务。若遇到复杂情况且其他解决方案均告无效，患者和亲属可以向医疗保险公司提出投诉并寻求必要的帮助。然而，尽管这样可以避免许多不必要的住院治疗，但迄今为止，只有极少数人这样做。如果有一位值得信赖的家庭医生能够定期上门服务，那么很多情况下，住院治疗就可以避免。

医疗保险机构收到的投诉之所以很少，很可能是因为大多数照护者并不知道他们有投诉的权利。然而，如果照护者能够更明确地向保险机构提出他们所面临的问题，那么改善失智症患者家庭医疗服务结构的机会就会大大增加。

门诊更好

在过去，许多医疗操作都需要患者住院治疗。然而，随着医疗技术的不断进步，如今许多医疗操作已经可以在日间诊疗中心进行，并且采用微创手术。这一转变得益于麻醉药物的改进以及手术方法的不断革新。

对于认知能力减退的患者而言，如果在术后立即回家，置身于熟悉的环境中，就能更快地从手术中恢复过来。没有令他们感到焦虑的陌生病友和医院里的嘈杂环境，他们的康复过程会更加顺利。

当患者不得不住院时，照护者可以做些什么？

有时，患有失智症的人可能会遭遇急性疾病或意外事故，不得不住院接受治疗。然而，考虑到许多医院在日常运营中面临的各种挑战，怎样才能确保治疗顺利进行？最好的办法就是提前做好准备。

预先准备

◆ 若手术已临近，务必尽早寻找一家专为失智症患者提供服务的医院。在选择医院时，除了考虑其常规的护理团队外，还应特别关注是否配备有具备老年人护理经验的工作人员，他们可以照顾那些焦虑和困惑的患者。同时，可以询问医院是否有接受过专门培训的失智症志愿者，他们能够陪伴患者，显著减轻家庭照护者的负担。

◆ 询问医院是否允许陪床，即家属不仅可以在白天陪在患者身边，也可以在夜晚留在病房内，以减少或避免患者产生焦虑和混乱的情绪。在询问过程中，我们要强调照护者不仅是患者的帮手，更是患者与医护人员之间沟通的重要桥梁。

◆ 在患者入院的前几天，医生和护理人员需要详细了解患者的药物使用情况，以及是否有药物或其他物质的过敏史。同时，患者的个性、偏好和习惯也是治疗过程中的重要参考因素。

◆建议在入院时只为患者携带必要的衣物和洗漱用品。

在现场提供支持

◆健忘的患者突然住进医院后，他们往往不知道自己身在何处。作为亲属，您应该用平静的语气反复向他们解释。

◆确保家庭成员能多在医院陪伴患者。因为熟悉的面孔能让他们在陌生的环境中感到安心。

◆患者在医院的住院体验会因身边有熟悉的物品而变得更加舒适。可以是他们喜爱的照片、毛绒玩具、书籍等。这些物品不仅能够帮助患者消磨时间，还能让他们感到放松和安心。

◆在治疗期间或手术前，对于容易健忘的患者来说，如果有一位近亲属始终陪伴在身边，这有助于他们在陌生的环境中保持方向和内心的平静。

◆亲属可以主动提出，在医生出诊时陪同在场，以确保医生团队与家属之间的沟通顺畅，信息交换充分。

◆经验表明，失智症患者在傍晚时分往往会变得焦虑不安。因此，特别是在16点到20点这段时间，亲属要多探望患者，让他们感到安心和愉快。

◆为了防止患者夜间烦躁不安、四处游荡，应在白天进行有针对性的活动来调节其生物钟。如果可能，可以在早晨或中午过后带患者到阳光下活动。如有必要，还可以将患者的床位移至靠近窗户的位置。

向周围人说明

◆向病房中的其他人说明患者的失智症情况。这样做可以增进其他人的理解与包容，还能在有需要时获得邻床病友及其家人的帮助。

◆ 请务必详细告知护理人员患者的需求，并恳请他们对患者可能出现的问题保持高度敏感和关注。同时，应避免给患者贴上"难以应付"的标签。

◆ 在手术后，应尽早与医生沟通，确认患者是否出现术后谵妄的情况。此外，要特别强调避免使用可能诱发谵妄的药物，如有需要，可与医院的药剂师进行深入讨论，确保患者的用药安全。

◆ 为了保持患者的身体活动能力和独立生活能力，应该向医院请求为患者安排物理治疗和其他活动项目。否则，患者已有的某些能力可能会逐渐丧失。

◆ 确保用餐时没有外界干扰！患者在面对紧张的特殊情况时，常常会拒绝进食。相反，安静的环境会让他们更愿意就餐。

◆ 一定要确认患者是否吃饱喝足。在失智症晚期，护理人员可能需要花费长达45分钟的时间来协助患者进食。在这种情况下，工作负担加重的护理人员会非常欢迎家属的帮助。

是谵妄还是失智症?

这两种疾病的症状经常被混淆,由此可能
会造成致命后果。所以我们迫切需要普及这两
者的区别,确保患者亲属能够正确区分。

在医院接受治疗后,患者出现暂时性意识或感知障碍并不罕见。这种状况通常也被称为过渡综合征或混乱综合征,医生通常使用"谵妄"这一术语来描述。

遗憾的是,谵妄并不总能被及时识别,医院的工作人员通常会将患者的异常行为归咎于失智症。然而,大约三分之一的谵妄病例是由药物的副作用或不同药物之间的相互作用引起的。

同样,谵妄也可能是剧烈疼痛的表现。在失智症的患者中,谵妄可能会持续较长时间,甚至长达数周。因此,医生和护理人员应尽快协助区分谵妄和失智症。因为对于记忆力减退的患者来说,谵妄持续的时间越长,其后遗症通常也越严重。更重要的是,谵妄可能会进一步加剧失智症的症状,因此我们应尽快找出并消除导致谵妄的身体原因。

我们能做什么?

• 请求医生检查患者用药,排除药物的副作用和药物间的相互作用,并确保供氧充足。

• 护理人员和医生可以检查患者的水分平衡是否正常,并检测钾、钠和 / 或

钙的水平。确保患者摄入足够的液体和食物。

- 约束和其他强制措施会加剧谵妄，因此，我们应当摒弃这些强硬手段，转而采用更加人性化的方式来缓解患者的不安和烦躁。
- 尽可能避免输液和使用导尿管，因为这些措施需要密切的监护。
- 尽可能满足患者想要活动的愿望，例如搀扶他们散步。
- 提供眼镜和助听器，以便患者更好地辨别方向。此外，可以准备日历和时钟，并确保室内有充足的光照。
- 确保患者得到充分的休息。减少噪声和其他负面的外部刺激。
- 传达安全感。应以缓慢、平静且清晰的语言安慰患者，并耐心地反复解释当前的状况。

征兆	失智症	谵妄
疾病发展	发展缓慢，几乎不被察觉	突然出现，在几小时或几天内变得非常明显，且常在夜间出现
定位能力	通常受限，特别是时间和空间受限	通常只是时间上受限
语言	词汇减少，尤其是找词困难，后期可能完全不说话	可能变得话多（活跃型谵妄）或言语不连贯（静默型谵妄）
幻觉或妄想	较少见	常见，患者可能听到不存在的声音或看到不存在的人或物
动作和表情	正常或符合个人常态	表现为不安或慌张，或完全相反，变得淡漠、缺乏活力
身体征兆	无显著特征	有显著特征，例如出汗、心悸或颤抖。典型的症状是血压升高和脉搏加快
意识状态	未改变	突然模糊，严重受限

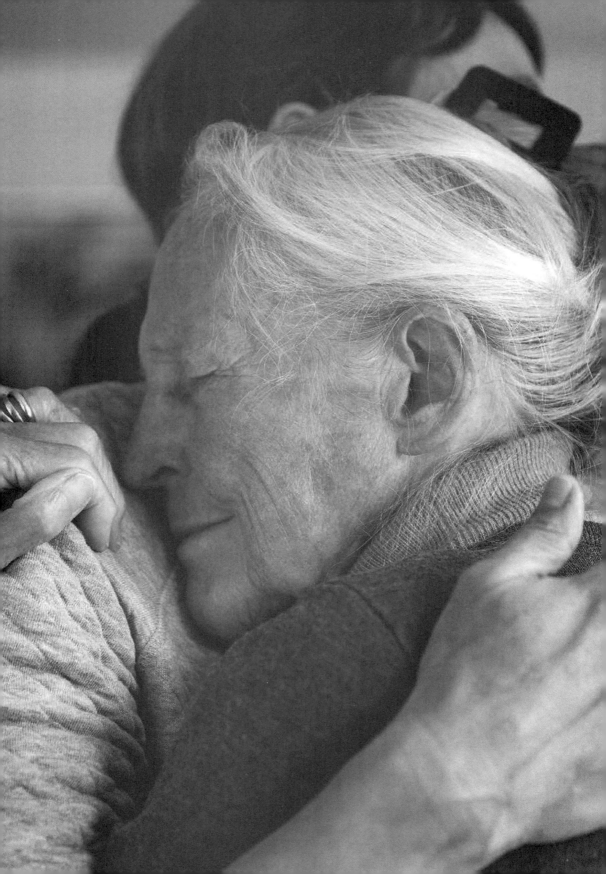

挑战性行为

我们都听说过失智症患者的故事，他们有时会表现出令人烦恼甚至具有攻击性的行为，这无疑给照顾他们的家人带来了更多挑战。在这种情况下，运用同理心和一些小技巧对双方都有帮助。

患者的异常举动

当患者的大脑功能出现障碍时，他们可能会表现出一些奇怪的举动——这些行为有时可能会引人发笑，但更多时候却会让照护者感到疲惫。那么，面对这样的情况，我们应该如何提供帮助呢？

在病情的中期阶段，照护者往往需要极大的耐心。因为在这个阶段，有些患者会变得沉默寡言，难以沟通；有些则会开始辱骂、喊叫，或者脾气变得异常暴躁。为了避免对患者产生歧视和偏见，护理学专家引入了"挑战性行为"这一略显生硬的概念，用以描述那些让照护者感到困惑、冒犯、烦躁甚至厌恶的行为。

有点疯狂很正常

在20世纪80年代，专家们普遍认为患者的行为异常完全是由大脑损伤所致。然而，如今的观点认为，任何行为的背后都有其深层原因。失智症患者因为面临着精神和身体上的巨大压力，所以，他们的行为与常人相比自然会有所差异。他们所做的一切，都是在尽其所能地去应对和适应疾病带来的种种挑战和变化。目前，药物治疗可以在一定程度上改善这些问题行为。

认识行为异常，缓解身心压力

大脑代谢紊乱的患者不得不面对那些让他们深感无助的处境。他们常常感到被束缚，并渴望能够重获自由。如果对他们施加压力，我们必须预见到他们可能会反抗、退缩甚至拒绝合作。

除了情感上的因素，患者因疼痛而尖叫、呻吟或大喊的情况远比照护者想象的更为频繁。随着时间的推移，患者会更加难以控制自己的情绪，有些人可能会变得暴躁和冲动。当他们感受到严重的威胁时，甚至会突然动手——这在某种程度上可以被视为一种自卫行为。

对于失智症患者而言，他们通常也无法意识到自己的行为会让照护者感到震惊或生气——因为随着病情的发展，他们越来越难以从对方的表情中捕捉信息，识别他人的情绪也变得愈发困难。同时，由于反应能力和学习能力的下降，即使意识到了自己的行为不妥，他们也无法作出改变，尽管他们可能也对此感到内疚和抱歉。

此外，异常的行为举止往往也与个人的性格有关。在失智症的影响下，一些原本受到理智、规则或道德约束的性格特征可能会逐渐显现出来。尤其是当长期被压抑的创伤性暴力经历重新浮现时，这种行为可能更为明显。在这种情况下，照护者应当寻求专业人士的帮助，如具备失智症治疗经验的精神科医生。

疾病的核心

在日常生活中，我们应该始终牢记：是大脑的疾病在干扰着患者的行为。当他们的行为失去理智或情绪突然失控时，其实他们自己也无能为力。因此，批评、告诉他们又做错了，或者说他们什么都不懂，都是无济于事的。例如，"我刚告诉过您眼镜在哪！"诸如此类的话对健忘的患者而言毫无帮助！因为他们的大脑可能在几秒钟后就会遗忘这些信息。然而，他们所感受到的不公平对待或责骂的感觉却会保留在他们的记忆中。这正是这种疾病的核心所在。

作为照护者，我们必须要深刻理解并接受这一点。尝试设身处地想象一下，对于患有这种疾病的人来说，在这个快节奏且复杂多变的世界中生活是多么困难，这种理解与同理心将有助于我们更好地关怀和照护他们。即便是健康的我们，在面对失智症患者的困境时，例如面对被紧锁的房门或遭受无端的指责，也会感受到羞辱和愤怒。如果被迫整天独自待在一个房间里，我们同样也一定会想办法去摆脱孤独和无聊。毕竟，对于舒适生活和被爱的渴望并不会因记忆减退而减少。

异常和烦躁

随着病情的发展，当患者疼痛加剧、不知所措或情绪低落时，他们可能会表现出以下行为：

◆焦躁不安地来回走动。

◆反复重复同样的话题。

◆不自觉地发出声音。

◆收集物品、摆弄衣服或翻箱倒柜。

◆呻吟或大声喊叫。

◆谩骂或使用粗俗的语言来发泄情绪。

◆有暴力倾向。

变得冷漠，对周围的事物都无动于衷。

渴望被爱

要想与失智症患者和谐相处，关键在于重视并承认他的痛苦和感受。作为现代护理研究的先驱人物，英国心理学家汤姆·基特伍德（Tom Kitwood）早在20世纪80年代就指出："失智症患者表现出一种强烈的、孩童般的对安慰和被爱的渴望。"

不恰当的请求可能也是合理的。

然而，使之更加困难的是：在失智症晚期，患者的脸上往往很难再看出情绪起伏。照护者会不禁自问，自己的关怀和付出究竟能在多大程度上触及患者的心灵。幸运的是，这种影响其实相当深远。当患者的意识逐渐模糊时，情感和感受就占据了更为重要的位置。因此，在与患者相处时，如果我们能至少将这一点谨记在心，那么即使在失智症最严重的阶段，也能营造出一种让患者和家人都感到满足的氛围。

亲密和尊重

如果一个人长时间没有被抚摸或拥抱，那么他的精神和身体都会逐渐衰退。同样，失智症患者也需要得到认可和肯定。

他们渴望：

◆ 得到夸奖和肯定。

◆ 做有意义的事，实现自我价值。

◆ 与他人接触。

◆ 获得归属感。

◆ 获得安全感。

◆ 感受到信任和希望。

如果我们向患者表示出我们的理解，并承认他们是有价值

的个体时，他们的紧张情绪就会缓解。这样，异常或令人烦躁
的行为通常也会随之消失。

众所周知的需求

和其他所有人一样，能力逐渐退化的患者也会因生活中的种种不便而感到恼怒和痛苦。通常，一些在常人看来可以轻松解决的小事，却会给他们带来巨大困扰，他们不得不用自己的方式来引起他人的注意。例如，他们可能因为喝不到水而口渴了几个小时，或者因为助听器突然发出刺耳的声音，最终不得不通过尖叫来表达自己的不适。面对这样的场景，不明所以的照护者可能会问：他是疯了吗？这是失智症造成的吗？事实上，很可能不是！那么如何才能找到真正的原因呢？下面这份清单将帮助您找到问题所在：

身体是否感到疼痛？

他的身体是否正承受着尚未察觉的疼痛？他是否感到饥饿或口渴？是否便秘，或者想要大小便？他的听力是否正常？四肢是否有麻木感？衣服不舒服或者有瘙痒感？是否因药物副作用而感到不适？

情感需求是否得到满足？

他是否缺乏亲密、安慰和关爱？是否感到疲惫或压力过大？有人贬低、伤害

或者侮辱他？感受到了某种莫名的恐惧？饱受孤独、单调和无聊的折磨？周围是否人太多，让他感到不适？他不认识您，把您当作陌生人？

周围环境是否产生影响？

助听器坏了？眼镜找不到了？房间里光线太强或太暗？也许他视力不好，会因此感到不安？是否有噪声或其他让他感到害怕的声音？感到太冷或太热了？

难以言说的疼痛

当我们感到疼痛时，我们能够描述出疼痛的部位和疼痛持续的时间。然而，失智症中晚期的患者会丧失这种能力。因此，他们的疼痛往往被忽视，也就因此得不到治疗。当照护者发现亲人突然大喊一些难以理解的话、面露痛苦之色或拒绝进食时，他们可能会感到不知所措。过去，人们通常将患者的这些异常行为简单地归因于疾病本身。然而，随着护理学研究的深入，专家们已经认识到，疼痛才是这些行为变化的主要原因。但当我们询问患者"您疼吗"时，即使他们正承受着剧烈的疼痛，也可能会回答"不"，因为他们已经无法用言语来表达自己的感受。

健忘和糊涂的人总是习惯先说"不"。

对他们而言，当不清楚周围发生了什么，或不明白别人对他们的期望时，说"不"是最为稳妥的回答。这也解释了为何研究表明，相较于同龄且患有相同疾病的其他患者，失智症患者在术后使用的止痛药更少。因为他们难以表达自己的疼痛，所以承受着更多的痛苦。

转变思维很有必要

医护人员通常习惯于询问患者疼痛的情况，并期待得到明确的回答。为此，他们使用了多种所谓的疼痛评估工具，即标准化的问卷。然而，对于这种工具是否真的能够准确评估失智症患者的疼痛程度，专家们持怀疑态度。迄今为止，我们尚未找到一种可靠的方法，能够在患者无法自述的情况下，确定其疼痛的类型和程度。对于那些缺乏经验的医护人员来说，当询问失智症患者是否感到疼痛时，如果患者只是摇摇头或说"不"，他们往往就会信以为真。结果就是：那些无法准确表达自己感受的患者获得的止痛药明显少于那些能够指出自己疼痛部位的患者。更为严重的是，他们得到的止痛药剂量远不足以完全缓解疼痛。

疼痛来自哪里？

身体发出的警报信号背后可能有成千上万种原因。因此，医生和照护者必须要有足够的耐心，并立即开始寻找疼痛的根源。以下是一些常见的原因。

牙痛

就像忘记其他事情一样，失智症患者也常常忘记刷牙，同时他们通常不愿意接受专业的牙齿清洁，所以他们经常牙痛。在这种情况下，只有牙医能够为他们提供帮助，并且最好是那些态度友好、手法温和，并能提供上门服务的牙医。

关节炎

关节劳损通常会给患者带来持续的折磨。随着年龄的增长，关节磨损会导致软骨受损，进而引发炎症和剧烈的疼痛。

骨质疏松

由于骨质流失，患者即使在轻微的外力下也会发生骨折，从而引起剧烈的疼痛，并可能进一步发展为慢性疼痛。

背痛

背痛通常是由缺乏运动和单侧劳损引起的。炎症、椎间盘突出或坐骨神经痛也可能是背痛的诱因。

褥疮

长期卧床且护理不当的患者可能会出现组织损伤或溃烂。医生称之为褥疮。整体健康状况较差、营养不良以及皮肤已有损伤，这些因素都可能增加患褥疮的风险。

带状疱疹

当患者身体抵抗力下降时，体内休眠的疱疹病毒就会苏醒。典型症状是背部和胸部出现呈带状分布的红斑和水疱，有时也会出现在颈部或面部。这种病毒性疾病主要发生在老年人身上，并且会引起剧烈疼痛。

肌肉痉挛

长时间保持固定姿势、久坐或久卧会导致身体多处不适，因为肌肉血液循环不畅，容易发生痉挛。患者在站立、行走或者日常活动时都可能会感到疼痛。

头痛

几乎每个人都经历过头痛，半数以上的德国人偶尔会头痛，失智症患者也不例外。缓解头痛的方法因头痛类型不同而有所差异。

需要注意的是，人们可能同时患有多种疾病。因此，在使用止痛药时，必须与医生密切沟通，确保止痛药与患者正在使用的其他药物之间不会产生不良的相互作用。

一点都不痛

这对父子虽然平日里交流不多，但他们的感情特别深。在母亲去世后，64 岁的父亲开始出现失智症的迹象，记忆力越来越差。不过，父亲很好照顾，他从不提出任何要求，也很少抱怨。大多数时候，他只是静静地坐在那里，摆弄着他过去出差时收集的 200 多件乌龟标本，乐此不疲。他的儿子今年 40 岁，是一名自由职业者，平时不是在电脑前埋头工作，就是与朋友们聚会，打打网球。儿子坦言道："我需要一点属于自己的时间。"

当疼痛引发攻击行为

他们的生活一直像这样安然无恙，直到有一天早上，二人平静的生活被打破了。那天早上，父亲迟迟没有起床，儿子便上前去搀扶。这时，父亲竟然突然动手打了儿子。这是父亲有生以来第一次对儿子动手，这让儿子惊愕不已。他连忙询问："我弄疼您了吗？"而父亲只是费力地摇了摇头。儿子心中虽有疑惑，但还是轻声安慰道："好吧，您累了的话就再躺会儿吧。"然而，几个小时过去了，父亲依然躺在床上，满脸痛苦，并抗拒儿子的触碰。儿子这才意识到问题的严重性，并立即联系了家庭医生。

医生经过细致的检查后，诊断父亲患有椎间盘突出，并为他开了止痛药和消炎药，还详细说明了用药方法。同时，医生还建议："等疼痛稍有缓解，我们就开始物理治疗。但最重要的是，您父亲需要增加锻炼。他平时坐得太久了，必须引导他多做运动，以增强背部肌肉，减轻脊椎的压力。否则，今后照顾他可能会成为您的一大难题。"

温暖舒适的环境对大脑有益

一段时间后，物理治疗师来到家里为父亲进行康复治疗。背痛缓解后，父子俩决定寻找一项他们都喜欢的运动。最终，他们选择了游泳。好在父亲的游泳技术一点也没退步，甚至比儿子游得还好，这让父亲感到非常开心。游完之后，两人又去蒸了桑拿。两三个小时后，他们回到家中，感觉浑身轻松舒畅。

家庭医生也十分赞同这种放松方式，他说："桑拿确实是一种理想的选择，温度刺激甚至能够激活大脑的自我修复能力。"他还提到了芬兰的一项长达 20 年的研究，该研究发现，蒸桑拿对于预防阿尔茨海默病有着显著的效果。

积极行动起来！

如果我们发现家人可能正在遭受疼痛的折磨，那么最好请他们的主治医生进行详细的检查，以确定疼痛的原因。在此过程中，医生会检查患者的血压和脉搏是否异常升高，是否出汗过多，以及呼吸是否比平时更为急促。作为照护者，参与这些检查至关重要，同时也应将日常观察到的异常症状或行为变化告诉医生。如有必要，还可以参考美国失智患者疼痛评估问卷（BESD）作为辅助评估工具。

但实际上，在大多数情况下，观察患者的面部表情就足够了。如果他们咬紧牙齿、嘴唇紧闭、面色痛苦、眉头紧锁，这些表情其实都在传递一个信号："我很疼，非常疼。"

然而，在失智症的晚期，患者往往变得面无表情，因此我们很难再从他们的脸上捕捉任何信息。这时，他们更可能通过身体动作来表达疼痛。例如，他们可能会不自觉地揉搓疼痛部位、抓挠身体、坐立不安或者采取保护性姿势。照护者需要细心观察这些身体语言，以便及时理解他们的疼痛需求。

请理解我！

随着失智症病情的逐步恶化，即使是与原来亲密的人交谈也逐渐变得愈发困难。患者不再能够准确地理解别人说的话，也难以清晰地表达自己的想法。在这种情况下，掌握下面这些小技巧尤为重要，以改善与患者之间的沟通。

- 直接称呼患者的名字，并看着他们，确保他们在听您说话。如果患者坐着，那么您最好也坐下或蹲下，和患者的视线齐平，以保持眼神交流。
- 放慢语速，用亲切友好的语气与患者交流，并耐心等待他们的回答。
- 尽可能说短句，并且每句话只表达一个简单的内容，比如"该吃饭了"或者"我们现在去花园吧"。
- 避免谈论那些患者记不起来的话题，最好聊一些他们熟悉的事物和过去的经历。
- 避免使用讽刺语气、修辞手法以及流行语。
- 关闭收音机、电视等，创造一个安静、无干扰的环境。因为噪声过大会分散患者的注意力，使他们更难理解并回应您的话语。
- 不要突然中断对话，而应该明确告知患者对话即将结束。

迷失在药物中

失智症患者可能伴有多种疾病，因此，医生在治疗过程中不可避免地会开具多种药物。专家将对同一患者同时使用5种以上药物的现象称为"多重用药"。但这种用药方式可能会引发一系列新的问题，特别是对于失智症患者来说。下面这个故事便是一个典型的案例：

一位75岁的失智症患者被查出高血压，她的家庭医生给她开了降压药。然而，在随后的复诊中，医生发现她的血压仍然偏高，于是就又给她开了另一种药。随着时间的推移，医生给她开的药越来越多，剂量也越来越大，因为医生误认为之前的药物没有效果。但事实上，只是因为这位健忘的患者经常忘记服药。幸运的是，她的血压只是略微升高，并未造成严重后果。她的家人发现后，开始监督她按时服药。这时医生才发现，原来她只需要很小的剂量就能控制血压。

用药越少越安全

家中的药物越多，混淆的风险就越大。每增加一种药物，都可能带来新的副作用、不良反应以及其他潜在问题。最终，还可能加剧患者的病情，甚至增加其患重病和住院的风险。尽管听起来有些不可思议，但事实上，十分之一的住院病例背后都与药物问题有着直接或间接的联系。尤其令人担忧的是，失智症患者已有的记忆障碍可能会因错误用药而进一步恶化。其中，安眠药和镇静剂尤其危险，必须谨慎使用。另外，抗胆碱能药，如肌肉松弛剂，有时也会导致精神错乱、步态异常，并对记忆力造成损害。

家人和医生经常将药物副作用误认为是失智症的病情恶化。

用药计划

在德国，自 2016 年 10 月 1 日起，当患者被开具了三种及以上的药物时，家庭医生就会提供一份详尽的书面用药计划。这份计划包含每种药物的成分、商品名、剂量和开药原因，同时还会详细说明服药的时间和方法，以及药物之间的相互作用。

患者每次就医时都应携带这份计划，以便医生能够了解用药情况并及时更新。这样一来，医生间能够协调患者的治疗方案，并避免潜在的药物副作用和药物间不良的相互作用。同时，在药店配药或购买非处方药时，患者也应出示这份用药计划，供药剂师补充信息。为了确保用药计划的准确性和及时性，每次更新后，患者都将从主治医生那里获取一份更新版用药计划。此外，每隔 3 到 4 个月，患者应检查计划中的药物是否仍需服用。如无须继续服用，就可以在咨询医生后停药。

用药计划示例

为 Anneliese Mustermann 制定

制定人：Thomas Fursort 医生

地址，邮编

出生日期：1948 年 8 月 5 日

打印日期：2017 年 10 月 20 日

成分	商品名	剂量	剂型	早	中	晚	睡前	单位	说明	病因
琥珀酸美托洛尔	德国 1A Pharma® 琥珀酸美托洛尔缓释片 95 mg	95 mg	片剂	1	0	0	0	片		心脏病/高血压
雷米普利	德国 ratiopham® 雷米普利片	5 mg	片剂	1	0	0	0	片		高血压
门冬胰岛素	诺和锐® 笔芯®	100 单位/ml	注射剂	20	0	20	0	单位	更换注射部位、须餐前注射	糖尿病
辛伐他汀	Aristo® 辛伐他汀片	40 mg	片剂	0	0	1	0	片		高血脂
特殊用药时间药品										
芬太尼	德国 AbZ Phama® 芬太尼透皮贴剂 75 µg/h	2375 mg	贴剂	每三天1贴		片	更换粘贴部位	疼痛		
自我药疗										
圣约翰草	德国 Laif®900 balance	900 mg	片剂	1	0	0	0	片		情绪问题

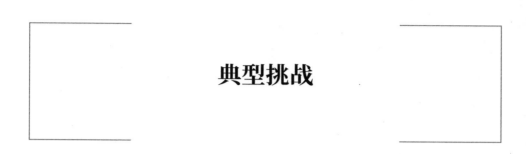

典型挑战

无休止地重复

健忘的患者经常会一遍又一遍地重复同样的话，比如："孩子，现在几点了？""爸爸什么时候回来？"或者"我的朋友彼得在哪儿？"一次、两次……十次，这种不断的重复无疑考验着照护者的耐心。

背后的原因是什么？

患者经常立即忘记自己刚说过的话，并因此不断重复，护理专家将这种行为称为"持续言语"。然而，这种持续重复的行为背后，通常隐藏着内心深处未被满足的情感需求。因此，深入了解患者的感受，并与他们共同探寻问题的根源，通常能够有效地改善这种重复行为。

我们可以做些什么？

就算您已经非常恼火，也绝对不要批评或纠正患者。与其告诉他们"该死，您已经问了十遍了！"或者"您的朋友彼得去年就已经去世了"，不如试着给出一种能够让他们感到安心和满意的回答。

虽然一直以来，在是否应该如实告知患者事实的问题上，自助团体和护理专家之间始终存在分歧。但不论结果如何，一旦您找到了一个恰当又充满关怀的回答时，就可以反复使用，直至患者不再追问。不过，在这个过程中，照护者需要悉心揣摩患者的真实想法——因为患者很少直接表达。

可以在哪里获取帮助？

面对这种情况，医生可能无法提供太多帮助。反而是其他亲属通常更能理解患者的真实想法。此外，与自助团体或经验丰富的护理人员交流也能带来极大的帮助和启示。总之，永远不要忘记：认知能力可能会丧失，但情感依然存在。

过度依恋行为

缺乏安全感的患者会紧紧抓住照护者不放，始终寸步不离，使得照护者不得安宁，这种行为被称为"依恋行为"。除了失智症患者，人们在寻求帮助或不愿让他人离开时，也可能会表现出这种行为。

背后的原因是什么？

患者渴望与亲近的人建立可靠的情感联系。他们无法再用语言表达自己的需求，只能通过身体上的亲密举动来表达内心的渴望。但照护者通常会感到束缚和压力，并因此抗拒患者的行为。然而，他们的拒绝会使患者感到更加不安。

我们可以做些什么？

在一天中，不妨多向患者表达爱意。例如，每当从他身边经过时，都可以轻轻抚摸他、微笑并称赞他。这种简短的互动看似微不足道，但却能给予他最需要的东西：归属感和安全感。一个小小的动作、一句积极的称赞、一番熟悉的问候或是一次温柔的抚摸，这些都有助于减轻甚至消除患者的依恋行为。同时，在和患者告别时，不要只是简单地说"再见，我要走啦！"还应该告诉他"我马上就回来陪您。"此外，尽量不要离开他的视线范围，也可以给他布置一些他能够完成的简单任务。这样不仅可以减轻他的不安感，更能让他感受到关心和重视。

可以在哪里获取帮助？

可以咨询专业的护理人员。他们拥有丰富的经验，擅长运用所谓的过渡性客体，如毛绒玩具或玩偶，为患者提供温暖的陪伴。在失智症晚期，患者会将这些玩偶视若珍宝，细心呵护，甚至如同对待自己的孩子一般。此外，据观察，男性患者会把大型玩偶当成自己的伴侣。

辱骂和攻击行为

尽管攻击行为并不是失智症的典型表现，但这种情况确实会发生。有些患者会暴躁地踢柜子，或用拳头砸桌子和墙壁。他们会突然无缘无故地把桌上的饭菜掀翻在地，或对照护者恶言相向甚至进行殴打，旁人再怎么安抚和劝解也无济于事。

背后的原因是什么？

在失智症的早期阶段，患者每天甚至每时每刻都在默默承受着能力衰退带来的挫败感。如果有人指出了这一点，并用诸如"您又忘记……了吗？"或"您就不能……吗？"这样的话来责备他们，他们会觉得自己很无用。对于这些健忘的患者来说，这种斥责尤其伤人，因为他们也对自己大脑功能的衰退无能为力。因此，即使是出于善意的责备也可能像毒药一样深深地伤害他们，甚至引起他们的愤怒。至于愤怒的程度，则取决于他们的性格和当时的心情。

在失智症的晚期阶段，患者出现的辱骂和攻击行为通常与用药不当有关。虽然听起来令人难以置信，但事实上，主要是镇静剂的使用使患者变得具有攻击性。此外，身体疼痛或剧烈的瘙痒也可能是引发患者情绪失控的重要因素。许多患者在面对难以忍受的不适时，由于无法清晰地表达自己的痛苦，就会通过攻击行为来寻求情绪上的释放。

此外，无论患者处于失智症的哪个阶段，缺乏运动都可能引发他们的攻击性行为。特别是对于那些习惯于户外活动的患者，当他们无法出门散步或锻炼时，会觉得受到束缚并因此产生愤怒。而那些只能躺在床上、无法动弹的患者甚至会感到绝望。

我们可以做些什么？

面对患者的辱骂和攻击行为，我们应保持冷静和友好的态度。不要反驳、提高嗓门或者强行制止他们，以避免冲突进一步升级。可以试着接受并回应他们的感受，例如："您现在正在气头上，我能理解。"这样的话虽然听起来平淡无奇，但往往能带来意想不到的积极效果。当然，在某些必要的情况下，我们也必须明确地划定界限，告诉患者："我不希望您打我！我会感觉很疼！"同时，通过肢体语言清楚地传达意图和态度，例如，举起双手以示防卫，并配合相应的表情。

值得注意的是，患者的攻击行为有时可能会威胁到照护者的安全。因此，一旦遇到此类情况，首先要确保自己的安全，请立即离开现场并寻求他人帮助。随后，要尝试找出患者愤怒的原因，并排除可能引发疼痛的因素。同时，还应详细记录攻击行为发生的具体情况，以便今后能够更好地应对。例如，患者可能在照护者协助洗澡时感到隐私受到了侵犯，因此表现出攻击行为。此外，在事件解决后，就不要再提及这段冲突，而应该转移话题，谈论些更积极、愉快的内容，以缓和紧张的气氛。

可以在哪里获取帮助？

找一位好医生至关重要！首先，必须对患者的用药进行全面的检查。其次，需要确定患者是否遭受着持续性疼痛，例如风湿或关节炎。同时，如果患者的攻击行为是突然发生的，需要考虑急性疾病引起疼痛的可能性，例如尿路感染。

如果患者的攻击行为已经危及他人的安全，请立即拨打急救电话。还可以咨询专业护理人员，如护理支持中心的工作人员，以了解如何安全且有效地处理这种情况。此外，咨询职业治疗师或物理治疗师也是明智的选择，他们能够根据患者的具体情况制定个性化的训练方案，增加其活动量。同时，还可以请专业的陪同服务人员或志愿者与患者一起散步，鼓励患者进行更多的身体活动，这也能在一定程度上缓解其情绪不稳定的情况。

多疑和猜忌

面对患者无端的恶言恶语或指责，每位深爱他们的家人都会感到震惊。例如，患者可能会毫无根据地控诉女儿偷走了他们的存折或珠宝，甚至说："你想毒死我！"并且通常与患者关系最为亲近的人最容易成为被怀疑的对象。而相比之下，那些不常来探望的亲人则很少受到这种怀疑和猜忌。

背后的原因是什么？

患者深知自己处于脆弱的状态，所以常常认为有人会夺走他们的东西或伤害他们。他们始终认为"世界危机四伏，人心险恶"，因此自然会表现出多疑和对他人的猜忌。

当患者总是怀疑有人在自己的食物中下毒时，这往往是妄想症的一种表现。同时，这种疑虑也可能与他们正在服用的药物的副作用有关。特别是药物剂量不当或错误用药会引发一些并发症，而患者却会将这些症状错误地归咎于中毒。

我们可以做些什么？

在面对患者的指控时，要保持冷静，不要生气。要尝试顺着他们的情绪和感受，而非急于辩驳或解释实情。当然，这说起来容易做起来难，但请牢记这些无端的指控是患者的病情所致，而非针对我们。这样，就能对他们的指控和猜忌保持一种心理距离，从而更容易保持冷静和理性。

同时，还应该认真对待他们内心的焦虑情绪，并提供实际的帮助。例如，配备用钥匙、备份重要文件等。当患者不慎丢失了贵重物品时，应该帮助他们一同寻找。如果手提包或钱包经常丢失，也可以考虑使用 GPS 芯片。这种现代追踪器体积小巧，仅有硬币大小，而且价格适中。只需将其安装在患者经常丢失的物品上，便可以通过照护者的手机接收信号，找回失物。

可以在哪里获取帮助？

这种情况在经验丰富的失智症医生、专业的护理顾问以及自助团体中十分常见。因此，当您受到伴侣或父母的指控时，不必感到羞愧或难以启齿。关键在于要判断这是否是妄想症的症状，因为对于妄想症，只有精神科医生才能提供专业治疗。此外，对于照护者来说，参加认知验证的课程也十分有益，他们能够从中学习如何更轻松、更积极地与患者相处，并运用技巧化解这种棘手的情况。

向职业治疗师寻求帮助！

职业治疗的方法多种多样，适应于不同人群的需求。职业治疗师的主要任务是帮助患者实现高度的生活自理，并为照护者提供切实可行的建议。在治疗过程中，他们会运用各种手段，来减轻失智症患者的挑战性行为。他们还会从患者目前仍然喜欢的活动入手，逐步开展治疗。

◆ 在失智症晚期，职业治疗师致力于增强患者对自己身体的感知和意识。

◆ 职业治疗有助于预防跌倒、肌肉痉挛和关节僵硬（关节挛缩预防）。

◆ 通过富有节奏的语言刺激，职业治疗还能激发患者的语言能力。

◆ 职业治疗能够有效缓解患者的焦躁和不安情绪，帮助患者重新集中注意力。

◆ 总体而言，在职业治疗师的帮助下，失智症患者能够逐渐恢复平静，变得更加善于交际。

幻觉

随着大脑功能的持续下降，患者常常会出现感觉和知觉障碍。他们会产生幻觉，看到不存在的事物或听到并不存在的声音。这些患者还会经常幻视一些并非真实存在的人或小生物，如苍蝇、蚂蚁、老鼠、甲虫或蜘蛛等。

背后的原因是什么？

当患者长时间独处时，由于缺乏社交和环境变化，他们难以从外界获取新的信息。由于缺乏新的体验和刺激，大脑只能翻阅过去回忆中的图像。久而久之，患者将无法分辨这些图像是否真实存在，也无法区分它们究竟是来自最近的经历还是过去的回忆。

此外，外界刺激亦可能引发幻觉，比如家中昏暗的角落或窗户上的倒影。其他潜在的诱因还包括药物副作用、过量饮酒或未被察觉的脑卒中。

我们可以做些什么？

当患者出现幻觉且并没有确切的原因时，这往往意味着他们内心渴望着更多的关心。他们的大脑渴望刺激——它想要运作！因此，不要试图说服患者他们看到的事物并不存在，而是应该提供更好的照护，给予更多的关爱和温暖。同时，也请时刻提醒自己："他所感知的现实并非我所处的现实"，这种心态将会有所帮助。

可以在哪里获取帮助？

如果孤独是患者产生幻觉的原因，那么日间照护中心可以提供必要的支持和帮助！对于那些坚持要住在家里，而家人又因工作无法全天陪伴的患者来说，日间照护中心无疑是一个理想的选择。尽管许多患者最初可能会拒绝这种方案，但从长远来看，每周在日间照料中心度过一两天，晚上再回到家中过夜，这种规律的生活变化能够以积极的方式刺激患者的大脑，有助于改善他们的状况。

必要时，还应请医生全面检查患者的用药，以排除药物引发幻觉的可能性。当患者因幻觉而深感痛苦，或照护者感觉受到威胁时，有时可能需要使用药物治疗（抗精神病药物）。但这些药物只能短期使用，同时必须密切监测患者的情况，并尽量使用最低有效剂量。

摆弄、囤积和四处翻找物品

当失智症发展到中期和晚期阶段时，患者常常会做出一些无目的的行为。他们仿佛是在通过这些行为来做一些过去熟悉的事情。在这个阶段，患者很难保持静坐，他们的双手总是无意识地乱动，不断地调整和摆弄自己的衣服。他们还会到处触摸各种物品，并在口袋、柜子或抽屉里翻找东西。

背后的原因是什么？

当失智症患者出现这类行为时，他们可能只是因为无聊。我们都曾有过这样的经历：当没有事情可做时，时间似乎变得无比漫长。无聊会成为一种折磨，让人难以忍受。因此，健忘的患者会想尽一切办法来摆脱这种折磨。

但事实上，这些行为背后还隐藏着更深层的原因。人体的运动和感知密切相关，因此，长期缺乏身体活动可能会导致患者对自己的身体感到陌生，而这种陌生感会进而引发焦虑和恐惧。在这种情况下，患者往往会通过触摸、抓握等动作来重建对自己身体和周围环境的感知。当患者大脑功能逐渐衰退时，他们的双手就发挥着重要的作用，通过触摸周围的物品以及进行小幅度的活动，他们可以更好地感知自己的身体，从而改善自己的状况。

我们可以做些什么？

简单的引导训练和触摸可以提升患者对空间位置的认知和自我感知能力。即使是日常生活中短暂的拥抱和简单的肢体接触（如梳头、手足护理）都能有效缓解患者的异常行为，对患者的背部、脚部或手部进行按摩也可以增强他们对身体的感知。

此外，为患者提供一些熟悉的物品，让他们"整理"和翻找，也是一种有效的方法。还可以让他们触摸不同触感的物品，比如粗糙的、光滑的、毛茸茸的、柔软的或类似橡胶的材质，这样能够增强患者对自己身体的感知。对于女性患者，一种名为"解压毯"的工具效果显著。这种毯子通常由多种布料和材料拼接而成，上面配备了环圈和小口袋，提供了丰富的触觉刺激。对于男性患者，则可以选择一些五金店的安全材料。另外，带有小凸起的塑料球、海绵、刷子、装有小颗粒、谷物或樱桃核的小袋子等物品也有类似的效果，患者可以通过触摸来加强对它们的感知。除了这些，一些简单的玩具，如球、插孔玩具或小汽车等，也能激发患者运动的兴趣，促进他们进行基本的身体活动。

可以在哪里获取帮助？

当患者出现这种无意识的行为时，照护者可以请经验丰富的职业治疗师和物理治疗师进行治疗。职业治疗师会运用专业的治疗方法，帮助患者缓解焦虑情绪、改善行为障碍。而物理治疗师则负责增加患者的身体活动，增强其运动能力。在德国，法定医疗保险和大多数私人医疗保险通常能够覆盖这些治疗的费用，但患者仍需要自行承担部分费用。

坐立不安，四处游走

在失智症的病程中，许多患者会经历一个坐立不安的阶段。在这个阶段，患者会不停地四处走动，寻找那些已经不复存在的目标，比如曾经的住处或已故的家人。有些患者还会产生一种不自主的行走冲动，毫无目的地朝着某处一直走，直至筋疲力尽。并且在这个过程中，他们很容易迷路。

背后的原因是什么？

有时，患者可能只是渴望到户外活动或重温过去的某些经历。对于那些喜欢徒步远行的患者来说，一旦行动受到限制，他们可能会产生极大的焦虑和不安。而当他们进行了运动并消耗了体力后，反而会感到身心轻松。

此外，研究表明，运动能够提高认知能力，还有助于预防抑郁。在这一过程中，神经递质发挥着关键的作用。当大脑产生大量特定生长因子（BDNF，脑源性神经营养因子）时，可以减缓认知能力的退化速度。过去，人们普遍认为只有大脑才能产生这种神经递质，但近年来的研究却表明，肌肉同样也具备产生这种有益物质的能力。因此，经常锻炼身体能够刺激肌肉释放 BDNF，从而促进身心健康。

值得一提的是，研究发现，阿尔茨海默病患者体内的 BDNF 水平明显偏低。同时，当患者体内的 BDNF 水平越高时，其智力退化的速度就越慢。这就解释了为何一些患者特别好动：他们似乎是本能地通过活动来缓解病情。如果限制这些患者运动的冲动，反而可能引发他们的攻击性行为。

我们可以做些什么？

我们应当鼓励患者多到户外阳光下进行运动，呼吸新鲜空气。对于患者行走的冲动，我们也不应该加以限制，而是应该尽可能地满足他们的愿望。毕竟，他们有权利决定自己生活，我们也无权剥夺他们的自由。因此，把患者锁在房间内、限制他们的行动无疑是极其不妥的做法。

但为了保障患者的安全，我们可以向附近的邻居说明患者的情况，以便在紧急情况下有人能够伸出援手，陪同患者回家。同时，在患者的衣服口袋里放一张联系卡，或者给他们佩戴 SOS 报警手环或急救手环，都是非常实用的做法，以便在关键时刻让救援人员、警察或医生能迅速获取患者的关键信息。另外，现代的

GPS 追踪系统也提供了有力支持，能够在患者走失时迅速定位他们的位置。

此外，鉴于 BDNF 对减缓大脑退化的积极作用，定期进行肌肉训练对患者来说非常有益。通过训练，患者的情绪能够得到显著改善，变得更加稳定。如有必要，还可以引导患者进行一些安全的健身项目，如使用弹力带进行肌肉训练，或者利用家里或健身房的划船机或动感单车进行有氧运动。有时，我们还可以播放舞曲，鼓励患者跳舞。

可以在哪里获取帮助？

药物治疗在这方面效果有限，且常常伴随着严重的副作用。因此，只有在其他治疗方法均无效时，才应谨慎且尽可能短期地使用这些药物，并且必须是由具备专业资质的医生开具。若患者表现出极度的焦虑不安，那么最好寻求有失智症治疗经验的神经科医生的帮助。

通常来说，锻炼身体更能显著改善失智症患者的这一行为。地方体育俱乐部通常会提供专门针对失智症患者的运动项目，同样，健身房也会充分考虑到老年顾客的需求。当然，在患者身体状况允许的情况下，还是应鼓励他们参加正常的运动团体。但为了保护患者，我们应私下向教练说明患者的失智症情况，以免对患者要求过高。

自由还是安全？进退两难！

好动的患者有时会让照护者陷入两难境地：照护者要么必须时刻"监视"患者，以确保他们的安全；要么给予患者一定的自由，但必须承担他们可能伤害自己或他人的风险。面对这种情况，医生通常会被要求给患者使用镇静药物，以控制患者的行为。然而，这类药物原则上是禁止用于失智症患者的。法律规定，只有当失智症患者的健康状况确实需要，且没有其他替代方法时，才允许使用这些药物，并且仅限于短期使用。

夜不能寐

当失智症患者出现日夜颠倒的情况时，亲属的照护任务会变得更加繁重。因为如果患者夜间感到不安并频繁起夜，那么第二天白天他们自然会感到疲倦，并且睡得更多。不过，这往往会陷入一个恶性循环。因为到了第二天晚上，患者又会变得十分活跃，无法入睡。如此周而复始，患者和照护者都逐渐疲惫不堪。

背后的原因是什么？

生物钟在我们身体的每个细胞里嘀答作响，设定了我们基本的生活节奏。而患者大脑功能的退化会严重扰乱他们体内生物钟的调节。其次，患者的生活环境也可能是造成他们日夜颠倒的重要原因。例如，有些患者长时间待在室内，缺乏足够的日照。或者即便偶尔外出，也总是习惯性地低着头，很少抬头看明亮的天空。然而，事实上，正是阳光通过我们眼睛中的光感受器不断校准和调节着体内的生物钟。相比之下，普通室内照明的光谱范围非常有限，并不足以激活相应的光感受器，因此无法作为精确的时间调节器。

此外，患者每天早上从床上坐到扶手椅上，晚上又从扶手椅上躺回床上，这种单调的生活模式会使他们逐渐丧失了对时间的感知。久而久之，身体的细胞和器官内部的生物节律开始紊乱。同时，当身体本应在晚上适应黑暗并进入休息状态时，人造光源却会干扰并进一步破坏生物钟。

我们可以做些什么？

首先，要先照顾好自己。夜间充足的睡眠对照护者来说至关重要！如果照护者夜间经常被打扰，会导致体力不支，从而难以提供良好的照护。因此，应尽快与其他家庭成员沟通，共同分担照护责任。如果无法在家庭中继续进行照护，应考虑将患者转移到疗养院等专业机构。

其次，要确保患者严格遵守规律的作息时间，固定用餐和就寝时间。还可以根据患者的身体状况，在白天安排适量的活动，如园艺、运动或理疗等。尤其要注意的是，为了避免影响患者的夜间睡眠，白天不要让患者过多打盹，只在早晨提供含咖啡因的咖啡或茶，同时避免深夜进食。

此外，应避免在夜间使用过于明亮的灯光。可以考虑使用柔和的感应灯，在患者起床时自动亮起，环境恢复安静后自动关闭。而且为了安全起见，夜间应锁好家门，并清除地面上的障碍物，以防患者夜间走动时碰撞或跌倒。

同时，还要确保让患者在上午或中午到户外晒晒太阳，这有助于调整体内的生物钟。如果条件不允许，那么让患者穿得暖和些在阳台上坐上 15 分钟也是有益的。当然，定期进行户外运动更为理想，但要确保与睡觉时间至少有 4 小时间隔，以免影响睡眠。而当患者来到户外后，可以引导他们抬头看看天空，或许可以通过指着美丽的云朵或谈论天气变化来引起他们的注意。

可以在哪里获取帮助？

请医生仔细检查患者的用药，确认是否有导致焦虑的副作用。并咨询医生是否可以服用褪黑素辅助睡眠。此外，可以向专业的护理人员咨询，了解是否需要夜间护理以及护理保险将如何分摊相关费用。

利用阳光

为了促进患者体内维生素 D 的合成，并帮助他们调节生物钟，最好在上午或中午与患者一同外出散步，让他们多晒太阳。需要注意的是，在短时间的日光浴期间，尽量不要让患者佩戴太阳镜或涂抹防晒系数高的防晒霜，还应该确保患者的手部、颈部和肩部不被衣物遮挡，以便皮肤能够充分接触阳光。当然，当长时间晒太阳或在炎热的季节时，还是应该采取常规的防护措施。

在寒冷的季节里晒太阳时，除了脸部和手部外，患者身体的其他部位也应尽可能多地接触阳光，至少要晒晒手臂和腿部。这一建议不仅适用于阳光充足的南方地区，在北方地区也同样适用。患者可以穿得暖和些，在阳台的避风角落或正午时阳光照射的落地窗前享受阳光。

怀念过去

许多失智症患者的情况就像电影《E.T. 外星人》中的外星人 E.T. 一样。在影片中，E.T. 那份强烈的思乡之情深深地打动了无数观众。同样地，失智症患者的内心深处也上演着类似的故事。尽管他们实际上一直生活在同一个地方，但内心深处却仍渴望着"回家"。比如，有一位年迈的妇人甚至认不出自己的家，渴望"回到爸爸妈妈身边"，这种愿望让照顾她的子孙感到不知所措。但情况更糟糕的是，当患者的愿望得以实现，真正回到了多年前的家时，他们却再也无法认出这个地方。那种陌生感会让他们感到更加无助和失落。

背后的原因是什么？

思乡之人内心渴望熟悉的事物、温暖的世界以及归属感、安全感。那些记忆力衰退的患者内心深处也怀有同样的渴望。他们怀念那些幸福、自在且健康的日子。他们生活在回忆之中，渴望回到曾经美好的故乡，回到童年时光的怀抱。

我们可以做些什么？

我们应该认真对待患者想要"回家"的愿望，而不是试图用事实来说服他们已经在家里了。还可以试着聊起他们的童年往事，倾听他们内心的渴望和思念，这样做往往能给他们带来情感上的慰藉与满足。例如"您小时候有很多可以玩耍的地方，对吧？"或者"您的父母总是那么疼爱您"，这些话能够带领他们回忆起美好的旧时光，同时也给予他们一个情感表达的机会和空间。

但也要避免过度追问，而是应该给予他们足够的思考空间，表现出对他们所说的内容真的感兴趣。同时，在谈话中适当的暂停也是有益的，这样可以让他们有时间去回忆，从容地表达自己的想法。即使之后他们可能会忘记对话的具体内容，但那份熟悉的安全感和被关怀的感觉仍然会留在他们心中。而且，这样的交流有时也能让家人发现一些以往未曾知晓的故事。

可以在哪里获取帮助？

患者的亲属可以参加优质的护理课程，学习如何识别并接受患者的愿望和情感表达。这种方法被称为"认可疗法"，由美国人内奥米·费尔（Naomi Feil）基于多种心理治疗理念发展而来。认可疗法的基本原则易于掌握，而且对于那些熟悉患者的亲属来说尤为实用。

此外，亲属还可以从优质的护理服务中获取有益建议。许多失智症患者都渴望"回家"，因此，专业的护理人员通常对这种情况具备丰富的经验和深入的了解，能够为亲属提供指导。

万物皆有其时

在照护父母的过程中，子女常常扮演起父母的角色。当被问及"这是谁？"时，一位80岁的妇人看着她50岁的女儿，毫不犹豫地答道："这是我的妈妈。"初听之下，这样的回答似乎有些奇怪，但这却也真实反映了她们母女之间关系的转变——如今，是女儿在保护、鼓励和照顾她的母亲。这种角色转变并不容易，但子女们必须学会接纳并适应这种新的角色。

日常生活中的护理困难

无论是洁身护理还是跌倒风险，脱水还是缺乏光照——在照护失智症患者的过程中，我们通常需要克服一系列困难。

洁身护理——从棘手到轻松

当我们早晨洗澡、梳头、刷牙，为新的一天做好准备时，我们都在遵循着自己的生活习惯。因此，在护理患者的过程中，照护者也应当尊重并尽可能维持患者的这些日常习惯。实际上，照护者越是顺应患者已经习惯的生活方式，患者就越有可能实现生活自理。毕竟，这些习惯已经伴随他们多年，往往只需要简单地提醒，他们就能够自然而然地开始。

但有些时候，照护者还是需要帮助患者洗澡或穿衣。在此过程中，照护者应尽量尊重患者的意愿和感受。特别值得注意的是保护患者的隐私。因为即使是失智症患者，他们通常也更倾向于由同性或者指定的人来提供这种亲密的帮助。此外，专业的培训可以使照护者在身体护理方面更加得心应手，减少操作中的困难。

轻松洗护小建议

- 只要患者还能控制住排便，他们就不需要过于频繁的全身清洁，每周一次即可满足基本的卫生需求。

- 提前告诉患者洗澡时间。洗澡前，提前打开浴霸或热水器，让浴室保持温暖。洗澡时，可以和患者聊聊天，营造一个轻松舒适的氛围。

- 在洗澡过程中，让患者参与决定。例如，询问他们更喜欢淋浴还是盆浴、喜欢用沐浴露还是香皂、浴巾还是海绵。每个问题给患者提供两种选择，让他们从中选出自己喜欢的一种，这样会更容易作出决定。

- 充分的准备有助于避免紧张情况。因此，在洗澡前，要确保所需物品准备齐全，以便随时取用。同时，尽可能营造令人愉悦的氛围，比如，使用好闻的沐浴用品、柔软的毛巾，并让浴室中弥漫着令人放松的香味，这些方式都可以让整个洗澡过程更加舒适。

- 使用患者熟悉的洗漱用品和色彩鲜艳的毛巾，清除周围不必要的物品，以免这些杂物让患者感到不安或分散注意力。

- 在整个过程中，要不断表扬和鼓励患者。而当他们做错了事情时，最好选择视而不见，不要做出任何回应。

- 避免一次性向患者提出过多要求。如果患者表现出不知所措，可以适当休息一下，或者将洗澡过程拆分成几个小步骤进行。例如，可以先清洁上半身，然后让患者稍作休息，再继续清洗其他部位。

- 必要时，可以委婉地提示患者接下来应该进行的步骤。例如，递给他们香皂，或在准备擦干身体时递上毛巾。

- 对于仍有自理能力的患者，应该让他们自行清洁私密部位。而对于行动不便的患者，可以用尽可能轻松的方式帮助他们，这有助于缓解双方的尴尬，使整个过程更加顺畅。

- 如果患者拒绝洗澡，照护者应该站在患者的角度考虑，尝试理解他们的感受。有时候，困扰患者的可能只是些微不足道的小事。

- 确保患者在洗澡后彻底擦干身体，尤其是皮肤褶皱处。否则，可能会导致渗出性炎症或真菌感染等问题。对于那些皮肤较脆弱的老年人，只需用毛巾轻轻蘸干即可，避免过度揉搓。必要时，还可以在敏感的皮肤褶皱处放置一块干纱布，以预防湿疹。
- 随着年龄的增长，皮肤会变得越来越干燥。因此，可以在患者洗完澡并擦干身体后，为他们涂抹容易吸收的身体乳或润肤霜，以保持皮肤的水分，防止因干燥而导致的皮肤瘙痒。因为洗澡后的皮肤瘙痒会让患者感到烦躁和愤怒，甚至因此拒绝进行日常的身体清洁。
- 洗澡的时候是检查身体是否有红肿或伤口的好时机。一旦发现异常情况，应及时联系家庭医生。
- 以上步骤完成后，应夸奖患者，并为他们提供一些额外护理。比如，打理发型、修剪指甲、喷香水，并帮助他们换上干净的衣物。这些小小的举动能够增强患者的自我价值感，也能让整个洁身过程变得更加愉悦和舒适。

并非总是那么轻松

在帮助患者洗澡的过程中，我们不可避免地会触及他们的隐私。这不仅可能会让患者感到尴尬和不适，同时也给照护者带来了一定的心理压力。

- 对许多人来说，在他人面前脱衣服会感到尴尬，失智症患者也是如此。因此，在洗澡时，可以只露出需要清洗的身体部位，并将其他的部位遮盖起来。
- 有些患者虽然还能够独立完成身体清洁，但如果在浴室独处的时间过长，还是会感到焦虑不安。因此，最好的做法是在他们洗澡时陪在身边，与他们聊天，以缓解他们的不安情绪。
- 如果浴缸里的水太深而使患者感到害怕，可以适当减少水量或者使用浴缸凳。
- 在洗澡前，检查水温，以防烫伤。
- 在淋浴时，如果使用顶喷花洒，水流会从上方直冲患者头部，可能会让患者感到恐惧。因此，建议使用水流更为温和的手持花洒。

• 失禁是一个敏感话题。在洗澡时发生这种情况可能会让患者感到非常羞愧。为了减轻患者的心理负担，最好的做法就是保持冷静，不要过度反应，并可以安慰他们说："这种情况人人都可能发生，我们很快就能处理好。"这种平和又实事求是的态度通常能够有效缓解患者的羞愧感。同时，如果可能的话，还可以用幽默的方式来化解这种尴尬的局面。

增加光照

自然光线对人类而言十分重要，就像吃饭和喝水一样必不可少。数百万年来，我们祖先的生活都是：夜晚四周一片漆黑，白天则依赖于太阳光。这种昼夜变化塑造了我们的生活节奏。其中，促进睡眠的褪黑素起着关键作用。当夜幕降临，大脑内的腺体会分泌足够的褪黑素，帮助我们进入梦乡。而在日出之前，褪黑素水平又会逐渐降低，在眼睛接收到阳光后，我们就会自然醒来。这是人体正常的生理现象。

然而，那些长时间待在封闭房间中的患者通常缺乏足够的光照。这会严重扰乱他们体内的生物钟，导致大脑在白天分泌过多的褪黑素。因此，许多失智症患者经常出现情绪低落，昼夜节律紊乱等问题，白天嗜睡，而夜晚失眠。

此外，缺乏光照还会导致维生素D的缺乏。维生素D被称为"阳光激素"，其在食物中的含量极其有限，主要是通过阳光中的紫外线照射皮肤合成——但要尽量保证衣物不要遮盖皮肤。所以，不妨经常出门走走，享受阳光的沐浴吧！

确保洗澡时的安全

- 注意自身健康，小心背部拉伤。可以向职业治疗师咨询能够减轻背部负担的辅助工具。
- 取下浴室门钥匙，并确保门锁可以从外部打开。这样做是为了防止患者不慎将自己锁在浴室内，从而避免他们因此产生恐慌情绪。
- 避免任何可能干扰和分散注意力的情况，切勿将患者单独留在浴室里。
- 确保地板防滑，必要时可以铺上防滑垫，以防意外滑倒。

预防跌倒

据专家估计，每年约有25万名患者因跌倒造成的骨折而住院接受治疗。同时，老年人跌倒的风险远高于年轻人，这主要是因为随着年龄的增长，老年人的体力逐渐下降，导致站立不稳。此外，当肌肉协调能力下降、认知功能衰退导致平衡感减弱时，跌倒的风险也会相应增加。当然，家中存在的安全隐患也会增加跌倒的风险。

在帮助患者预防跌倒的过程中，照护者可以考虑寻求以下四个领域的专家的帮助：

- 职业治疗师会根据医生开出的处方，亲自前往患者的住所进行上门服务。他们的主要任务是全面评估患者的居住环境，以确保其与患者当前的身体能力和健康状况相匹配。
- 物理治疗师能够帮助患者增强体力和身体协调能力，从而提高他们的平衡感，降低跌倒的风险。
- 医生会检查患者的用药计划，并确认药物的副作用或药物间的相互作用是否可能会导致患者头晕。此外，镇静剂和某些降压药也可能存在风险。

- 眼科医生或验光师能够检查患者的视力状况。因为视力不佳可能导致他们无法及时察觉或辨认周围的障碍物，从而增加跌倒的风险。

身体小测试

如果患者无法在不借助手臂支撑的情况下从椅子上站起来，这表明他们需要加强体力和提高运动协调性。对此，物理治疗师、失智症运动团体和体育俱乐部可以提供相关的训练和指导。

风险最小化

观察并找出家中潜在的风险至关重要。通常来说，仅仅在家中铺设地毯可能并不足以防止患者跌倒，因为他们早已习惯了家中的地板，并不会因此而摔倒。为了全面了解家中的潜在风险，可以请专业护理人员和职业治疗师上门检查，他们具备丰富的经验，往往能够发现一些意想不到的安全隐患。例如，他们会观察患者在起床、躺下或拾起物品时的动作，并评估楼梯、门、厕所、浴室、庭院和花园等区域的安全性。除此之外，职业治疗师还会结合患者的病史和健康状况，评估现有辅助工具如助行器、拐杖等的适用性。在全面地了解患者的居住环境后，他们能够更准确地识别患者的个人习惯和能力。基于这些了解，他们会提出针对性的建议，包括如何改善居住环境以使风险最小化，他们还会为患者推荐适合的辅助工具，并提供购买途径，确保患者能够安全、舒适地在家中生活。

参加课程

经历过严重的跌倒后，有些患者会变得格外小心，甚至过于谨慎，导致身体活动越来越少。为了帮助这些患者预防跌倒，各地纷纷推出了相关的培训课程。只需向当地社区或体育俱乐部咨询，即可轻松获取课程信息和安排。在这些课程中，患者可以在团体环境中通过运动游戏等方式提高自己的身体能力。这些活动不仅有趣，而且还能显著增强患者的自信，提高日常安全性。对于高龄患者来说，护臀裤也是有效的防护措施。这类护臀裤通常采用可清洗的高弹护垫，能够在摔倒时减轻冲击力，从而降低股骨颈骨折的风险。然而，尽管有以上这些预防措施，我们仍应避免让患者进行危险的活动，如爬梯子取窗帘等。

选择合适的夜灯

照明是预防跌倒的重要措施。例如，可以安装感应灯，当有人进入房间或天色渐暗时，房间里的感应灯便会自动亮起，及时为患者提供照明。此外，要确保夜间从卧室到卫生间的走廊有足够的照明，并且最好选择柔和的光源，避免刺眼的强光，以免影响患者稍后的睡眠。

技术保护

在疾病晚期，患者在夜间也需要照护，比如上厕所。为此，可以在患者床边放置防跌感应垫。这种感应垫一旦监测到有人踩上去，就会立即通知照护者。不同型号的感应垫可能采用不同的警报方式，有的会直接发出警报声，有的则会将警报信号发送到照护者的手机上。有些感应垫还配备了照明功能，能在患者下床时自动亮起，帮助患者在黑暗中辨别方向，从而降低跌倒的风险。此外，也可以在患者的床单或床垫下安装传感器，直接监测患者是否起床，随后开灯或向照护者发送信号。照护者可以在患者就寝时启动这些感应设备，部分设备还具备定时自动启动的功能。

口干

心脏病药、止痛药、降压药和抗生素等药物可能会抑制唾液分泌。特别是对于失智症患者，他们可能还需要额外服用治疗抑郁症、妄想症（抗精神病药）的药物和镇静药物，而这些药物的常见副作用之一就是口干。对于患者而言，这是一种非常不适的症状，绝非小问题。如果患者情绪出现明显恶化，口干或许就是一个潜在的原因，需要进一步诊断和治疗。

唾液在人体中发挥着重要的作用。没有了唾液，许多基本的生理功能都无法正常进行。唾液分泌不足会影响品尝食物的能力，还会导致吞咽困难。此外，缺少唾液会增加患牙齿疾病的风险，也会在佩戴假牙时引发各种问题。相反，当唾液分泌正常时，消化过程在口腔中就已经开始。这种透明分泌物中含有多种具有治疗和调节功能的物质，其中就包括能够分解食物的酶类物质。通过咀嚼，唾液与食物充分混合，形成一种柔滑、凝聚的糊状物，即所谓的食团。唾液在这一过程中起着润滑和凝聚食物的重要作用，使其易于吞咽。

不仅如此，唾液还具有许多其他作用：唾液有助于清洁牙齿，其中的抗菌物质还能保护口腔黏膜免受感染，从而维护口腔健康。同时，唾液还能促进维生素B12的吸收。由于唾液呈弱碱性，它还可以在一定程度上中和胃酸，防止胃灼热。因此，我们应当高度重视口干问题，并采取相应的预防措施。

体内缺水

虽然针对口干的治疗方法不多，但大多数情况下，严格检查患者的用药计划能够有所帮助。通过检查，我们能发现并停用那些不必要的药物，或是适当减少剂量，也可替换为其他药物，从而减轻患者口干的症状。

除了药物原因外，体内缺水也是导致口干的一个重要原因。当体内摄入的水分过少时，舌头容易粘在上颚上，这是因为唾液腺需要足够的水分才能正常分泌唾液。因此，保持足够的水分摄入十分重要。每天至少需要补充1.5到2升的水分，除了矿泉水、果汁和茶，味道浓郁的高汤也是不错的选择。另外，充分咀嚼也可以刺激唾液分泌，可以尝试嚼口香糖或按摩耳朵下方的咀嚼肌，以缓解口干。

吃饭——只是忘记了……

我们在吃饭时，会运用所有的感官来品尝食物：嗅觉、味觉和触觉共同帮助我们感知食物的口感和温度，这些感觉连同我们对食物的评价会存储在大脑中。我们进食的每个环节也都受到大脑灰质的精确控制。

然而，失智症患者通常已无法理解自身的基本需求。他们失去了味觉，也无法表明饥饿和口渴。随着时间的推移，餐桌上的情境对他们来说变得越来越陌生。最终，他们不再知道吃饭意味着什么，甚至忘记吃饭这一行为。

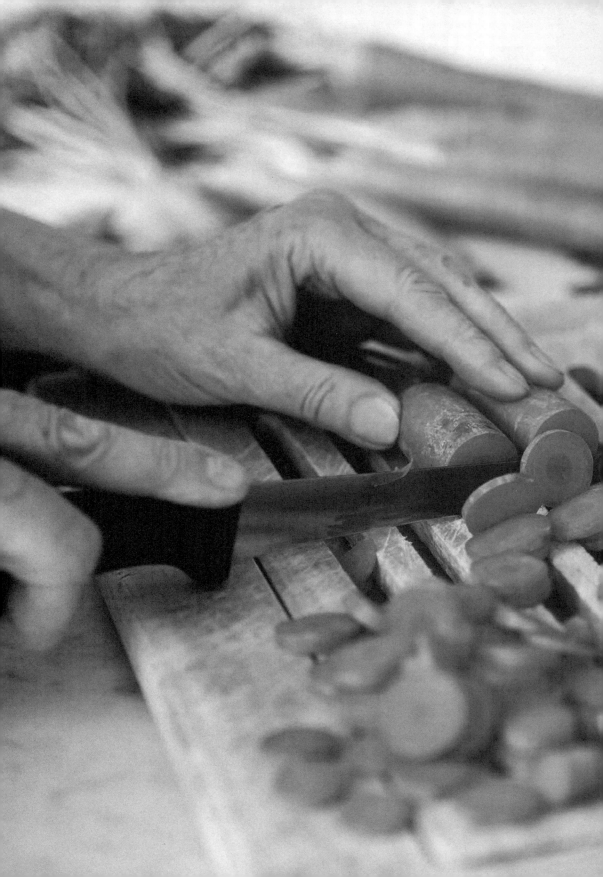

注重饮食

一顿美餐不仅能够为身体提供所需的能量，更能滋养心灵。这对于健忘的患者及其照护者来说，更是如此。然而，饮食又是如何成为我们身体能量来源的呢？

孩子，我还喜欢吃这个！

吃饭不仅是为了摄取营养，还提供了家人欢聚一堂、彼此关怀和感受情感抚慰的美好时刻。

对于失智症患者来说，与家人共同进餐通常是生活中最重要的乐趣之一。这不仅能够唤起他们对亲人和过去美好时光的回忆，还能让他们回想起家传的烹饪技巧、家乡的特色佳肴以及那些独特的食材。简而言之，这让患者有机会重温过去的美好时刻。

简单朴实就好

只要时间允许，患者和家人共同进餐应被视为值得庆祝的宝贵时刻。这不仅能够增进彼此的感情，还能够增强患者的信心，让他们感受到家人的关怀和照顾，知道家人愿意与他们共渡难关。为了帮助患者更好地享受用餐时光，创造一个宁静的环境至关重要。因此，用餐期间应避免打开收音机或电视，减少噪声干扰，同时也应避免激烈的争论和高声交谈，以免让患者感到紧张。此外，还要多夸奖患者，肯定他们的看法，这样的正向反馈有助于营造良好的餐桌氛围，更能增强患者的食欲。

越少越好

如果餐桌上摆放了太多患者难以理解的物品，这会分散他们的注意力。因此，尤其是在失智症的晚期阶段，建议在餐桌上仅摆放用餐必需的物品。否则，患者可能会误食餐桌上的花束，或试图将调料瓶放入口中。此外，如果餐盘中食物过多，患者可能不知道从何吃起。解决办法是：分批上菜，一次只上一两道菜，比如，先上烤土豆和蔬菜，等他们吃完后，再上肉类。

我们希望在餐桌上不仅能吃饱，还能吃得开心。

随着视觉空间能力的下降，患者常常会无法辨认食物。在这种情况下，要确保就餐环境有充足的照明，让患者可以看清食物。同时，还可以使用浅色的餐具，以及颜色对比强烈的纯色桌布，并搭配使用防滑垫。还应避免使用图案复杂的餐具和色彩鲜艳的桌布，因为这会分散患者的注意力。

在食用浅色食物时，如鸡块、鱼片、包菜或花椰菜，若搭配浅色酱汁并摆放在白色盘子上，往往会因为颜色相近而导致患者难以辨别。因此，建议使用有颜色的盘子，与食物形成更为鲜明的对比。此外，在烹饪过程中，还可以加入少许姜黄粉（一种调味品）将食材染成黄色，或加入少许番茄酱染成红色。这样不仅能让食物看起来更有食欲，还能让患者更轻松地辨认食物。

当用餐举止异常时

所爱之人都围坐在餐桌旁，彼此间轻松交谈、欢声笑语，这种温馨的氛围能够增强患者的食欲，有时还能让他们回想起如何使用刀叉和餐巾。

然而，随着病情的逐渐加重，平衡照护者的期望和患者的需求会变得愈发困难。毕竟，到了失智症晚期，患者连正常的咀嚼和吞咽都变得十分困难，有时甚至会流口水或将嚼了一半的食物吐回盘中。

为了确保大家都能共同享受这难得的用餐时光，我们有必要向那些不参与护理的亲朋好友解释失智症的特点和患者的状况。只有当在场的每一个人都对患者的疾病有了足够的了解，他们才能在患者出现异常的用餐举止时保持镇定，从而保持用餐时的愉快氛围。

用餐时的健忘者

随着患者记忆力逐渐衰退，他们在餐桌上的行为举止也会发生变化。深入了解这些变化背后的原因，有助于为患者提供更好的照护。

背后的原因	用餐表现
短期记忆迅速消失，刚刚产生的想法和意图在几秒钟内就消失得无影无踪	患者可能会忘记购物，也不再记得需要吃饭和喝水，或者误以为自己已经吃过饭了。在疾病的晚期阶段，他们甚至会在咀嚼后忘记吞咽。当被问及是否想吃饭或喝水时，他们的回答更多基于当前的氛围，而不是实际的生理需求

续表

背后的原因	用餐表现
患者的视力下降，视野缩小，对颜色和形状的辨识能力下降。同时，嗅觉和味觉退化，感官刺激的传递不再处于最佳状态。随着病情发展，甚至连触觉也会受到影响。患者所有的感官能力都经历了明显变化	对于患者来说，曾经喜爱的美食已经失去了往日的味道。他们的口味发生了改变，例如有些患者会变得喜爱甜食。此外，患者在进食时还时常烫伤舌头，因为他们无法察觉食物冒着热气，而且口腔对温度变化的反应也变得迟钝。更为严重的是，有些患者甚至会误食不可食用甚至有毒的物品
由于患者空间定位和时间感知能力的退化，他们无法辨别当前的时间和所处的环境，这会使他们感到困惑和恐惧，并可能产生妄想	患者无法辨认出食物，或者混淆时间概念，比如在早晨却想吃午餐。更有些患者会开始藏食物，因为担心以后没有东西吃。另外，还有些患者会怀疑有人在自己的食物里下毒
许多患者经常感到心神不宁，坐立难安。他们一心只想着其他事情，觉得没有时间吃饭，在用餐过程中也很容易分散注意力	患者在用餐时无法安心坐定，总是想要四处走动。这导致他们经常无法吃饱，也无法摄取身体所需的热量
患者无法再准确识别周围的事物和变化，无法再有意识地进行特定的动作。同时，他们使用工具的能力也受到了影响。专家将这种情况称为失用症	患者无法再使用餐具，甚至将刀叉视为威胁。但如果有人能为他们进行示范，他们仍然能做一些特定的动作。例如，当照护者演示如何将勺子送到嘴中时，患者也会尝试模仿这一动作
在失智症发展过程中，如果中枢神经系统出现紊乱，患者可能会出现语言表达和理解障碍。他们会逐渐失去言语能力，或者表达变得含糊不清，无法传达自己的想法。专家将这种情况称为失语症	患者无法明确表达自己的想法，比如想吃什么或不想吃什么。当他们感到假牙不适或牙痛时，也无法表达出来。因此，照护者需要密切观察患者是否出现疼痛或咀嚼困难的情况，以便及时提供帮助

续表

背后的原因	用餐表现
患者心理上承受着巨大的压力。许多患者感觉自己失去了自主权，仿佛一举一动完全受他人摆布。他们变得异常敏感、紧张、冲动或易怒。由于判断力下降，他们的情绪反应变得更加剧烈和不稳定	患者会拒绝某些照护者为他们提供的食物，因为他们可能感觉到被贬低或受到控制。有些患者甚至还会自我封闭，完全拒绝进食
在失智症的晚期阶段，患者经常出现吞咽困难，这是由于此时他们的大脑已无法有效控制这一复杂的生理过程	在进食过程中，患者容易发生食物进入气管的情况。因此，照护者需要投入更多的时间和耐心，仔细观察患者的进食过程。一旦食物进入气管，患者可能会出现呛咳甚至呼吸困难，增加窒息的风险
失智症患者最常见的行为变化之一就是变得冷漠。他们缺乏自发性和主动性，对任何事都漠不关心，也不愿意与人交流。这种变化可能源于大脑功能的紊乱，也可能是患者内心深处的绝望和无助所导致的	即使面对最喜欢的食物，患者也毫无兴趣。他们不再关注盘中的食物，即使有人鼓励他们尝试，也不愿伸手取用。对此，营造一个温馨且没有干扰的用餐氛围，有助于让患者更专注于用餐

吃饱喝足

保证健忘的患者按时且充足地饮食并非易事。但一些技巧以及充分的理解能够对此有所帮助。

随着病情的发展，许多失智症患者会日渐消瘦，这一现象的背后有许多原因。在失智症的早期阶段，通常是因为患者在购物和做饭方面遇到了困难。因此，最好查看一下患者的冰箱，如果发现冰箱里只有少量新鲜食材，而大部分食物都已变质，那么这显然表明患者在购物方面急需他人的帮助。

对于我们而言，去街角的商店购物是日常生活中再平常不过的事情。然而，对于失智症患者来说，随着病情的逐渐加重，独自购物变得越来越困难。他们已经无法在琳琅满目的商品中挑选自己所需的物品。这时，我们可以提前告知店员患者的状况，例如患者可能会忘记付款或重复购买相同商品，并请求店员帮助他们。此外，对于失智症早期且独自生活的患者，如果家人因忙碌而无法帮他们购物，那么可以通过电话或在线订购生活用品，并选择送货上门，这将为患者提供极大的便利。而且，这种配送服务的费用相对较低，大额订单甚至能够免费配送。

吃饭——怎么吃？

在失智症早期，患者可能会因为不知道如何使用餐具或者该用哪个杯子喝水而感到尴尬。随着病情的恶化，他们会茫然地坐在满满的一盘食物面前，不知所措。由于大脑中的摄食中枢已不能正常运作，患者的饮食行为会出现异常，比如食欲不振或过度进食。此外，药物副作用、咀嚼障碍或吞咽障碍等典型问题也会影响患者的进食，使得许多患者日渐消瘦。

让我们站在患者的角度想象一下：如果我们面临与他们相同的处境，我们一定也渴望得到他人的关心和帮助。因此，作为照护者，我们需要表现出更多的耐心和理解，为他们营造一个轻松愉快的用餐氛围。同时也要牢记：无论患者如何努力，他们仍然难以应对日常生活中最简单的事情。

即使在失智症晚期，患者也会在某些瞬间暂时摆脱疾病的影响，短暂地恢复到过去健康的状态。然而，这些短暂的清醒时刻却会让他们意识到自己的身体机能正在衰退，感受到深深的无助和力不从心。此时，与家人共同进餐就显得尤为重要。这可以为患者提供一个充满肯定和关爱的环境，让他们在亲情的包围中感受到温暖与放松，同时也能让照护者从中获得满足感。

应该如何提供帮助？

在失智症的晚期，患者的认知能力明显下降，他们经常无助地坐在餐桌前，不知道该如何进食。为了帮助他们，我们可以采取以下措施。

◆友好地介绍食物并让患者闻一闻，以刺激唾液分泌，增强食欲。

◆避免让患者躺着进食，尽量保持直立姿势。如有需要，也可以适当抬高床头，以帮助患者更舒适地进食。

◆引导患者开始吃饭，例如将勺子送到他们嘴边。通常，随后他们就能独立完成整个用餐过程，无需任何帮助。

◆允许患者自行决定吃饭的速度。例如，如果他们想每一口都细嚼慢咽，完全咽下后再吃下一口，我们就不要催促，尊重他们的进食节奏。

◆ 引导患者的动作，例如将勺子放在他们手中，并轻轻地握住他们的手臂，提供引导，让患者自己将勺子送到嘴边。

◆ 如果患者不张嘴，可以尝试用装满食物的勺子触碰他们的嘴唇，或者轻轻按压下巴，引导他们自然地张开嘴。

◆ 在患者吞咽的过程中，应避免与其交谈，以防噎住。

导致进食困难的因素

失智症相关的典型症状会让患者在进食时感到痛苦，甚至因此拒绝进食。在这种情况下，建议咨询家庭医生、牙医及护理人员，以获取专业的建议。

◆ 口干，唾液分泌过少。

◆ 口腔溃疡。

◆ 口腔黏膜真菌感染（鹅口疮）。

◆ 牙齿卫生状况不佳。

◆ 假牙不适配。

是否因为牙齿问题？

随着病情的发展，失智症患者逐渐无法表达口腔或牙齿是否疼痛。因此，我们必须尽早关注患者的口腔健康，确保他们定期刷牙、接受预防性口腔检查以及专业的牙齿清洁。在失智症的晚期阶段，需要密切观察患者的行为变化，因为这些变化可能暗示着牙齿问题。一旦患者出现以下行为，应尽快寻求牙医的帮助。

◆拒绝进食，尤其是生冷和偏硬的食物。

◆吃饭时表情痛苦，嘴巴扭曲。

◆频繁取下假牙。

◆变得易怒或具有攻击性。

又没有胃口？

如果患者突然食欲不振甚至拒绝进食，这背后可能隐藏着多种复杂的原因。面对这种情况，我们可以仔细观察他们用餐时的行为，并与其近期状态进行比较。下面这份清单能够帮助我们探究可能导致食欲减退的各种原因。

- 若患者连续几天没有进食，或者在六周内体重下降超过 2.5 公斤，应及时与医生沟通，也许导致患者食欲不振的原因是可以治疗的。

- 咨询药店的专业人员，了解患者正在服用的药物是否会影响其食欲，并在必要时请医生更换为其他药物。

- 确保患者在家中和户外进行充分的锻炼。适度运动、晒太阳以及呼吸新鲜空气都有助于增强食欲。

- 检查患者是否便秘，因为腹部积滞会引起饱胀感和不适。在这种情况下，适度运动也有所帮助。

- 重要提示：早上起床后应立即补充水分。此外，多吃新鲜水果、蔬菜和浸泡过的干果，以及服用乳糖或乳果糖，都有助于温和地促进消化。

- 营养不良也可能导致患者食欲不振。因此，建议与医生共同探讨患者是否需要补充维生素和矿物质。其中，缺乏 B 族维生素较为常见，通常需要通过注射的方式进行补充。

- 需要关注患者是否缺乏维生素 D。风险人群主要是那些很少晒太阳或在户外活动时习惯完全遮盖皮肤的人。而仅通过日常饮食很难摄取足够的维生素 D，因此，可以考虑适量服用补充维生素 D 的药物。

- 药店里的保健饮品往往价格昂贵且效果有限，相比之下，家庭自制的饮品既经济又美味，比如用牛奶、奶油和水果泥自制的饮品。此外，还可以加入坚果酱、巧克力奶油或即溶燕麦片，这不仅能丰富口感，还能提高营养价值。不过，要避免在餐前饮用，最好在两餐之间饮用。

喜爱的食物：一个充满未知数的方程式

患者通常都不记得上次用餐是什么时候。因此，最好为他们设定固定的用餐时间，并提前告知。比如，可以这样说："现在快七点了，我们该吃晚饭了。"

患者通常更喜欢享用早餐。因为经过了一夜的休息后，他们精力充沛，愿意享用一顿丰盛的早餐。

如果医生允许患者适量饮酒，那么可以让他们在晚餐前喝一杯开胃酒。这样的小酌不仅能提升患者的情绪，还有助于刺激食欲。根据患者的喜好，可以选择雪利酒或葡萄酒，以此作为用餐开始的信号。

当然，我们总是希望能够为患者提供他们熟悉且喜爱的食物。然而，随着病情加重，患者的口味可能会突然发生变化。他们可能会对曾经喜爱的食物失去兴趣，并且不再喜欢咸的、酸的和辣的食物，反而格外喜欢甜食。因此，下面这个方法可能会有所帮助：在咸味菜肴中加入一小勺糖、糖浆或蜂蜜。这种甜味的炖菜或肉汤对我们来说可能有些奇怪，但经验表明，这往往能激发失智症患者的食欲。

请注意：由于内心不安，许多失智症患者会频繁四处走动，身体活动量较大，因此需要摄入更多的热量。

直接用手吃饭

当患者不必使用刀叉，能直接用手抓取食物送入口中时，他们通常会对吃饭重新产生兴趣，食欲也随之大增——关键词就是"手指食物"，即大小适中的食物，以患者可以用手指捏起、一口大小为宜。

- 烤肉、煎猪排或香肠应切成适中的小块，以便患者直接用手抓取。此外，迷你肉丸和预制的鸡肉块通常也深受患者喜爱。
- 蔬菜应切成大块，且不要煮得太软。胡萝卜块、西蓝花、花椰菜、甘蓝或包菜都是不错的选择。此外，小番茄、辣椒条、小红萝卜和黄瓜块也是适合生吃的美味蔬菜。
- 购买迷你比萨，或者将薄饼和乳蛋饼切成小块，方便患者食用。
- 饺子等带馅的面食也非常适合患者用手抓取食用。
- 鱼排可以切成两半，鲱鱼、鳕鱼等鱼类可以切成一口大小的块状，搭配小面包食用。
- 炸薯条、土豆饼、炸丸子、烤蛋饼和煎饼也都适合手抓食用。
- 在为患者准备烘焙食品时，可以适当少放一些水或牛奶等液体，并多加一个鸡蛋。这样烤制出来的食物会更加坚固，更易于切割成适合患者食用的小块。
- 蛋糕可以切成条形或方块。迷你泡芙或巧克力棒也能够满足他们对甜食的渴望。

营养成分表和超级食品？多余！

在失智症的中晚期，一些患者会出现身体日渐消瘦的情况。对于他们的照护者来说，此时不必拘泥于各种饮食规定，因为这些规定只会进一步抑制患者仅存的食欲。相反，更重要的是为这些过于瘦弱的患者准备美味的饭菜，让他们愿意多吃，从而确保摄入足够的热量。

对于那些运动欲望强烈的患者，他们更需要大量进食，以免体重下降。由于运动量的增加，他们的热量需求可能会达到原来的两倍。然而，在失智症的影响下，许多患者感觉不到饥饿和口渴，这就导致他们摄入的食物和水分严重不足。总之，营养丰富的健康饮食固然重要，但确保患者摄入足够的热量和水分更是首要任务。

他喜欢吃什么就吃什么

患者喜欢的食物应当成为我们优先考虑的重点。对于那些身体瘦弱的患者来说，即便是一杯糖分过高的柠檬水或一袋松露巧克力，也总比什么都不吃要好。

对于活动量较大的患者，最好为他们提供熟悉食物的高脂版本。例如，在咖啡中用奶油代替牛奶，用奶油甜点代替酸奶，用更肥的香肠和全脂奶酪代替瘦肉。此外，也可以在他们熟悉的菜肴中适量添加奶油、黄油或油，以增加脂肪含量，满足他们的身体需求。

如果患者因为难以在餐桌前静坐而无法摄入足够的食物，那么可以考虑在他们活动的过程中提供餐食。例如，可以将三明治、饼干或切好的水果装入袋子或罐子里，让他们在房间或走廊里走动时携带。同时，还可以在他们活动路线上设置零食点，摆放适量的食物，并定期添加新鲜的食物。

吃得太多也不好

随着病情的不断变化，大脑中调节食欲和饱腹感的区域也会受到影响，因此一些原本食量适中的患者可能会突然食欲大增，这需要我们特别关注。当他们摄入过多高热量食物时，如甜食、烤肉、炸薯条和香肠，脂肪会迅速堆积，给照护工作带来困难。因此，为了维持平衡，患者需要摄入更多蔬菜，因为蔬菜既能提供饱腹感，热量又相对适中。同时，应避免食用高热量食物，如甜食、香肠和奶酪等。此外，如果患者的食欲突然增加，建议及时咨询医生是否与药物的副作用有关。我们可以定期为患者测量体重，这是判断他们饮食是否过量的最直观的方式。

注意：在患者用餐前，务必检查食物温度，确保温度适宜！因为在失智症晚期，患者无法及时感知食物是否过热，容易烫伤。

喝水有益身体健康

对于失智症患者而言，确保充足的水分摄入可能比均衡饮食更为重要。因为大脑的正常功能与身体的水分平衡息息相关，而缺水则会加重失智症的症状。然而，要鼓励患者养成饮水习惯并非易事，我们需要有更多的宽容和耐心。

如果患者不愿意喝水，可能存在多种原因。其中最简单的原因可能是他们不喜欢这种饮品。同时，由于身体状况的限制，他们可能面临一些饮水困难，例如，无法从床上拿取水杯，或者过于虚弱而无法打开水杯等。还有一些患者因为害怕失禁而不敢喝水，他们担心无法控制排尿，害怕尴尬或不想给照护者增添负担。此外，在失智症晚期，有些患者甚至会忘记如何喝水。还有些患者可能感觉不到口渴、面临吞咽困难或无法表达自己的饮水需求。在极少数情况下，有些患者甚至会产生幻觉，认为水中有毒。

鼓励喝水的小技巧

尽管喝水对患者的身体健康至关重要，但频繁的提醒可能会让他们感到厌烦和压力。尤其是用命令和教导的方式往往难以达到预期效果，反而可能引起患者的抵触情绪。为了更自然地鼓励患者喝水，我们可以采用一些巧妙的技巧，例如通过请求患者的帮助，可以说："您能帮我尝尝这杯茶泡好了吗？咖啡还热吗？果汁甜不甜？凉不凉？"或者"您可以把这杯水喝完吗？我要用洗碗机了，想把您的杯子也一起洗了。"这种方式的提醒更加温和，能够避免直接命令或催促，让患者更容易接受。此外，与患者一起品尝不同的饮品也是一个很好的方法，这可以让喝水变得更加有趣。通常，孩子们也乐于参与其中，共同享受品评饮料的乐趣。

持续鼓励，但不强迫

可以在与患者的日常聊天中不经意地提醒他们喝水。例如，可以提起刚煮好的咖啡散发出的诱人香味，或者刚倒的啤酒（无酒精）上的泡沫。当然，如果能提及患者最喜欢的饮品，效果会更加显著。同时，鼓励他们主动为自己续杯也是一种有效的方式。

> 小贴士：患者起床后，就立即为他们递上一杯水。因为在这个时候，他们通常会感到口渴，也更愿意多喝几口。

早餐时，可以为患者准备一杯咖啡、茶或果汁。白天，还可以准备一碗热腾腾的（速溶）调味肉汤，以帮助患者补充必要的盐分。由于患者食量减少，他们从食物中摄取的盐分自然也较少。然而，盐在维持身体矿物质平衡中起着至关重要的作用，它有助于保持体内水分平衡、维持组织表面张力以及促进新陈代谢。

值得注意的是，缺钠对老年人来说尤为危险。如果他们摄入了大量水分，但却没有补充足够的盐分来维持体内的水平衡，可能会出现头晕症状。这种情况可以形象地比作他们把自己喝"干"了。长期过度低盐饮食更是会对身体造成损害，例如，可能导致应激激素肾素、醛固酮、肾上腺素和去甲肾上腺素显著升高，从而对心脏造成损害。因此，即使患者患有高血压，我们也应先咨询医生的意见，综合评估患者的整体健康状况后，再决定是否应该限制其盐分摄入。

养生花草茶

晾干后的植物根、茎、叶、花等部分泡制的花草茶具有显著的养生效果。例如，百里香、甘草和菩提花泡制的茶有助于缓解感冒症状，而缬草、茴香和柠檬香脂泡制的茶则能够镇静安神。此外，如鼠尾草、迷迭香和柠檬香脂泡茶不仅能补充人体所需的水分，还能通过其中的多种生物活性成分增强大脑功能。神经心理学实验证明，鼠尾草提取物能够增强记忆力并改善情绪。

对于那些运动量较大但水分摄入不足的患者，为了方便他们能够随时补充水分，建议在他们经常活动的地方备好饮品。同时，相较于瓷杯或玻璃杯，方便携带的水瓶通常会是更为合适的选择。不过，如果患者长期水分摄入不足，则需要通过输液来补充水分，这应由家庭医生根据患者实际情况进行安排。

选择合适的水杯

有些人会因为使用特定的水杯而更喜欢喝水。所以，为患者选择合适的水杯同样重要。以下是一些既方便又实用的水杯推荐：

◆患者常用或喜欢的玻璃杯。

◆轻便易携的塑料水杯。

◆下部窄、上部宽的水杯。

◆带有手柄、方便握持的玻璃杯。

◆有颜色、易于识别的玻璃杯。

◆在失智症晚期阶段，推荐使用鸭嘴杯或吸管杯。

像贵族一样吃饭

这位身材苗条、发型利落的母亲几十年来日复一日地为家人准备饭菜。尽管她并不喜欢做饭，厨艺也并不高超，但她不得不承担这项家务。不过，她的付出常常被忽视，也很少得到认可。同时，她家庭的经济条件并不宽裕，家中菜园里的蔬菜种类也相当有限，在这片沙质土壤上，只有土豆、洋葱和胡萝卜能够生长，这些蔬菜成了她丈夫喜欢的炖菜的食材。

日日有佳肴

如今，母亲与儿子和儿媳一同生活已有多年。儿子和儿媳二人都热爱烹饪，还经常切磋厨艺，总是变着花样地准备各式各样的美食。每天坐在餐桌前，母亲总会赞叹道："我们现在的生活简直就像贵族一样。"听到这番话，全家人都会露出满足的笑容，并祝她用餐愉快。

但随着时间的推移，母亲在吃饭时开始出现呛咳的情况，食物呛入气管的次数也越来越多。每次呛咳，她都痛苦地挣扎着呼吸，仿佛窒息一般。儿子总是提醒她："妈妈，吃慢点，要细嚼慢咽。"尽管母亲在吃饭时加倍小心，但这种情况依然没有得到改善。最终，母亲被确诊为患有吞咽障碍，医生建议将食物加工成泥状，以便吞咽。

悲伤的回忆

然而，当母亲看到那盘色泽暗淡的泥状食物时，瞬间泪流满面。她盯着盘子看了很久，然后颤抖着把它推到一旁，问道："你们是不是想把我赶走，让我去住养老院？"儿子震惊地问道：

"您怎么会这么想呢？""你们都吃着美味的正常食物，而我却只能吃这些可怕的东西。"经过一番深入的对话，他们才明白，那些费尽心思准备但看起来毫无食欲的泥状食物，让母亲回想起了曾经那段艰难日子的炖菜。

为了解决这个问题，他们决定订购冷冻餐。这些食物由细碎原料精心重塑而成，看起来十分美味，再搭配上儿子和儿媳精心调制的美味酱汁，母亲非常喜欢。渐渐地，餐桌上的氛围再次回归了宁静与和谐。

识别吞咽障碍

失智症的典型症状还包括咀嚼和吞咽功能障碍，这可能会引发一系列后果。例如，如果患者在进食时噎住，会感到呼吸困难，从而产生恐慌心理。这种可怕的经历会使患者对进食产生恐惧，甚至从此拒绝进食，最终导致身体逐渐消瘦。此外，如果食物不慎呛入气管和肺部，还会增加患肺炎的风险。

及早关注吞咽障碍的预警信号

如果吞咽功能出现障碍，患者会出现以下症状。

• 吞咽食物变得困难。

• 口腔内有食物残渣。

• 不再咀嚼食物，唾液和食物残渣会不自主地从嘴里流出。

• 声音变化，发出的声音可能会变成咕噜声，或听起来沙哑。

- 嘴巴动作异常，舌头不自觉地伸出。

- 在饮水或饮用含固体食物的汤时经常咳嗽。

- 唾液分泌过多。

- 进食时有呕吐感。

当患者吞咽功能出现障碍时，医生通常会推荐语言矫正方案并开具处方。随后，专业的语言治疗师会上门为患者检查和治疗。这些专业人士致力于解决言语和吞咽障碍问题，他们会全面评估患者的状况，并向照护者提出相应的建议。一般来说，需要立即采取的措施就是调整食物的质地，以适应患者目前的吞咽能力。

如果患者的吞咽障碍还是无法改善，可能需要考虑采取最后的手段，即通过PEG（经皮内镜引导下胃造口术）进行管饲。至于这种喂食方法是否合理，以及它的利与弊，应当根据患者的具体情况进行考量。但无论如何，首要原则始终是尊重患者的意愿，确保他们在生命的每个阶段都能获得有尊严的治疗。

在决定采用管饲这种喂食方法之前，首先需要了解并尊重患者本人的意愿。我们需要明确患者是否愿意接受管饲，或者他是否有充分的理由拒绝进食。特别是在失智症晚期，患者可能还会因认知障碍而"忘记"如何咀嚼和吞咽食物，这使得正常进食变得异常艰难。此外，关于管饲是否真的能够提升患者的生活质量也备受争议。研究表明，47%完全依赖管饲进食的患者所摄入的能量实际上低于其基础代谢所需。因此，我们必须全面评估患者的身体状况，更加审慎地权衡其利弊，选择最合适的喂养方式。

如果患者和照护者决定采用管饲，那么将通过内镜在胃与腹壁间放置造口管。置管后必须进行良好的护理，否则可能会出现并发症。如果医生能够开具相应的处方，这项护理任务便可以交由专业的护理机构来负责。

> 在吞咽困难的情况下，理想的饮食方案应该是小分量、高热量和充足的蛋白质。

许多专家更倾向于鼓励患者自然进食，并通过将食物打成泥状或调整液体的浓稠度来降低进食难度。例如，适量添加瓜尔胶或刺槐豆胶这类植物性增稠剂，不仅能使食物质地变得软绵细腻，其中富含的纤维还有助于促进肠道蠕动。只需将它们搅拌到液体或泥状的食物中，稍作静置，即可食用。如果是热食，还可以重新加热后再食用。

那么，有什么食物是既好吃又容易吞咽的呢？新鲜的果泥无疑是一个绝佳的选择。在制作水果泥时，对于含有小籽的水果（如草莓、猕猴桃），我们需要额外过筛，以确保口感顺滑。若要制作营养丰富的果昔，可以尝试将果泥与酸奶、酪乳或奶油以及新鲜的蛋黄混合。不过，请注意，含有蛋黄的饮料应尽快饮用，以免变质。

在将咸味菜肴制成泥状时，需要特别小心：肉类和禽类食材必须充分烹煮，并仔细去除外皮、软骨以及所有骨头，包括最小的骨碎片。绝对不要将新鲜的鱼制成泥状提供给患者，因为其中可能含有不易察觉的鱼刺。此外，应避免使用含有粗纤维的蔬菜或外皮较硬的蔬菜品种。例如，青豆、豌豆或玉米很难达到完全光滑的状态，其纤维部分可能会进入患者的气管，造成风险。

尽量避免食用干燥且易松散的食物，如饼干、坚果、脆饼或面包干。

当然，准备这些食物会是一项繁重的任务，而且也不一定总是有时间准备。因此，为了节省时间和精力，可以考虑订购冷冻配送的成型泥状食品。这些食品不仅在外观上比家庭自制的更美观，而且味道也很不错。此外，护理保险可以承担部分费用，这也为患者和照护者提供了一定的经济支持。

平静的终章

在失智症的晚期阶段，随着智力的衰退，患者的身体机能也会逐渐下降。当患者几乎完全丧失自主行动能力，无法咀嚼、吞咽或进食时，他们的身体状况会日益脆弱。在这一阶段，尽管患者进食和饮水的次数越来越少，但医生通常不建议采用管饲喂食，因为这样做不仅无法为患者带来实质性的帮助，反而可能加重他们的痛苦。在失智症的终末期，拒绝进食并非患者死亡的直接原因，而是器官功能逐渐衰竭的必然表现。此时，照护者能够给予患者最后的关爱，便是继续为他们提供食物和饮品，但更为重要的是陪在他们身边，与他们共度其生命的最后时光。

饮食与药物

通常情况下，照护者除了负责患者的饮食外，还需确保患者按时且按正确方式服用药物。这样有助于规避潜在风险，确保药物的疗效不受日常饮食的影响。例如，有些饮品会影响药效：绿茶、蔓越莓汁和葡萄柚汁可能会降低肠道对某些药物的吸收，酒精则会干扰肝脏的正常功能，从而改变或增强某些药物的疗效。此外，服药时间与方法同样关键。有些药物必须空腹服用，即饭前服用，而有些则需随餐或饭后服用。健忘的患者经常会弄混，从而导致药物副作用或病情得不到有效控制。因此，照护者必须确保患者按时服药，并且可以使用定时器来提醒患者服药时间。

服药时间很重要

药品说明书通常会明确说明服药时间，但有时这些信息可能难以理解。为了安全起见，请咨询药剂师以获得详细和专业的用药指导。此外，在服药时，应该尽量保持患者上半身直立，并用水送服（约 200 毫升）。喝水有助于避免胶囊或药片黏附在食管上，从而降低窒息的风险。

　　　　最好咨询家庭医生药物的最佳服用方法。

　　进食会影响胃部的排空速度，进而推迟药物的吸收和起效时间。有时，食物可能会与药物的有效成分相互作用，影响药物的完全吸收，甚至可能影响药物的稳定性。因此，对于需要快速起效的药物，应该在空腹状态下服用。例如，抗生素苯氧甲基青霉素、甲状腺素或利尿剂呋塞米等。但也并非所有药物都适合空腹服用，在某些情况下，随餐或饭后服用药物能够提高药物的耐受性。比如，治疗糖尿病的二甲双胍、抗生素硝基呋喃妥因以及抗抑郁药物文拉法辛。另外，某些药物随餐服用还可以促进药物成分的吸收，如治疗帕金森病的司来吉兰就应饭后立即服用。药物类型是决定服药时间的重要因素，这就是为什么有些药物需要在饭前服用，而有些则需要饭后服用。

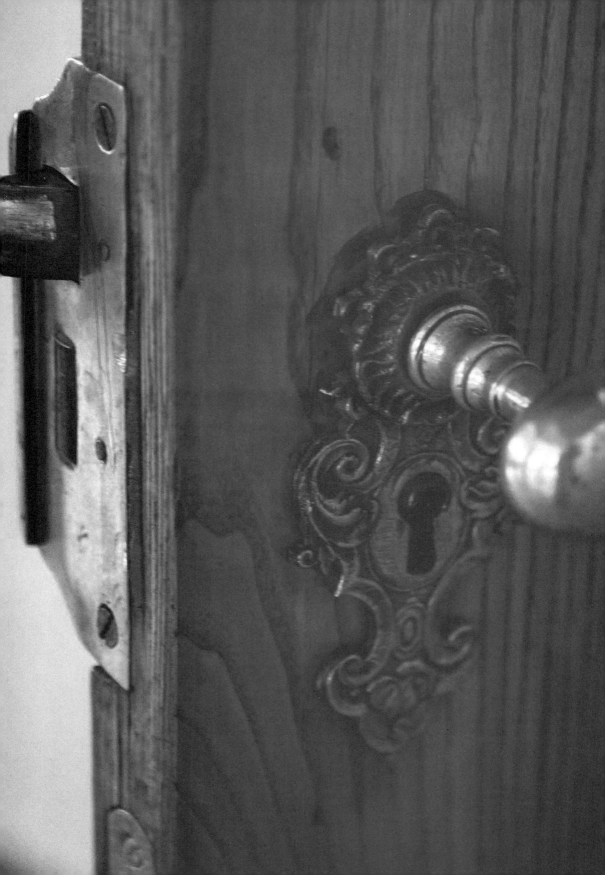

优化居家环境

我们的目标是帮助患者尽可能长时间地生活在自己家中。为此，我们应尽量避免改变患者熟悉的居家环境，同时要确保家中布局简洁且安全。

家是幸福的港湾

家，是我们生活的中心，是一个能让我们感到安心和放松的地方。对于那些病情日益严重的患者而言，家更是幸福的港湾。

随着智力逐渐衰退，患者更加需要一个熟悉的环境。对他们而言，安全感和独立性很大程度上来源于那些熟悉的事物，比如，熟悉的门把手、闭上眼睛也能找到的道路，以及多年来养成的生活习惯。这些熟悉的事物赋予了他们力量与指引。

非必要不改变

对于照护者来说，这意味着他们需要尽可能少地改变居家环境。不要随意移动家具或重新布置房间。如果确实需要调整，应尽量不让患者察觉，并最大程度地减少对他们原有日常生活的干扰。唯有如此，患者才更有可能在较长时间内维持其独立生活的能力。我们的目标是在不过度改变患者熟悉的环境的前提下，让居家环境变得更安全、更便利。

尽管我们力求减少改变，但仍有多种优化措施可供选择，如安装扶手、改造浴室等。这些措施虽然不能完全取代人工护理，也无法提供绝对的安全保障，但却能在很大程度上减轻护理负担。

> 绝对禁止：彻底整理，更换家具或改变家中布局！此类大幅度的改
> 动会让患者感到不安。因此，任何必要的改动都应提前向患者说明，并
> 分步骤进行。

通常来说，我们并不需要高端的科技手段，而只需要一些简单的小技巧。例如，有些患者会对夜晚的大窗户感到害怕，因为在他们眼中，黑暗中的窗户就像一个深不见底的黑洞。然而，解决这个问题其实非常简单：只需在天黑时拉上浅色的窗帘，就能消除这种恐惧感，让他们安心入眠。如果必须要更换常用的地毯、桌布或枕头等，应避免选择那些图案过于复杂的款式。因为患者可能会在这些复杂的图案中看到动物、深水或其他他们认为危险的元素，从而引发不必要的刺激和恐慌。因此，最好选择浅色和纯色的款式。

小方法，大作用

在居家环境方面，有许多简单的方法可以改善患者的日常生活。但这些方法是否适用则取决于患者的具体状况。因此，我们需要进行探索和尝试，以找到最适合他们的方法。

- 随着年龄的增长，老年人的视力会逐渐下降，因此更需要一个良好的照明环境。在选购灯具时，应确保其光线均匀且不刺眼。专家建议的照明强度为500勒克斯或以上，这样的亮度既能确保足够的光线，又能保持照明的舒适性。此外，使用顶灯和LED日光灯有助于打造自然的室内氛围。夜间时，可以使用光线柔和的感应灯，或者安装整夜发光或感应亮起的灯带，以标记通往卫生间的路径，确保老年人夜间行走的安全与便利。
- 在失智症的晚期阶段，患者通常难以在白色墙面上辨认出白色的开关面板。为了解决这一问题，可以为开关面板安装彩色的装饰边框，使其更加醒目。

这种边框不仅价格适中，而且可以在网上购买。此外，还可以通过粉刷或贴彩色胶带，从而使开关面板与周围的墙面形成对比。

- 应仔细排查家中的安全隐患。例如，确保清洁剂、药品和有毒物质得到妥善存放，以免与食品或化妆品产生混淆。为了降低火灾风险，建议用 LED 蜡烛灯替代传统的蜡烛。同时，在家中各个房间安装烟雾探测器，进一步提升家庭安全。

- 安装灶具自动熄火保护装置，以提高厨房的安全性。该装置能够监测灶具的使用状态，若在设定的时间内未监测到有人使用，将自动切断气源，从而有效降低火灾风险。而且，加装此装置通常也并不复杂。

- 检查水壶、咖啡机或熨斗等电器是否配备自动断电功能，并确保其已正确连接。

- 建议在入户门上安装具有紧急开启功能的门锁。这类锁的特点是，即使门内插有钥匙，在门外仍能开锁，确保在紧急情况下门能够从外面打开。

- 为了增强患者在家中的方向感，建议将居室内的门保持敞开状态并采取固定措施，防止它们意外关闭。必要时，可以考虑拆下柜门，使柜内物品一目了然。或者在柜门上贴上标签、照片或贴纸来进行标识（也可采用象形符号）。这些标识应贴在与患者视线齐平的位置，以便他们能够看到。

- 为确保患者的安全，应确保家具摆放稳固，这样当患者感到不稳或意外绊倒时，可以紧紧扶住家具以防摔倒。此外，安装扶手和把手也能有效帮助患者保持平衡，预防跌倒。

- 清除家中可能导致绊倒的隐患，如地毯、电源线或门槛等。另外，还可以在地毯下面铺设防滑垫，或者将地毯固定在地面上，以降低跌倒风险。

- 为了避免烫伤，应将热水温度设置在相对较低的水平。同时，为防止洗脸池和水槽溢水，建议移除下水塞。清洗时，可以在水槽中放置一个塑料盆，以便更好地控制水量。此外，市面上还有一些专门的溢水警报系统，这些系统可以在水即将溢出时发出警告，进一步确保家居安全。

- 有些患者在看到自己时会感到恐惧。在这种情况下，建议用布遮住镜子，或者直接移除镜子。

- 当照护者需要处理其他事务而暂时离开患者房间时，借助婴儿监护器能够随时查看患者的状况，从而不必再时刻担心。

- 必要时，可以安装加厚的窗帘或百叶窗来降低外界噪声，减少夜间的噪声干扰。

- 如果患者在浴室中无法长时间站立，建议购买一个具有防水表面和防滑脚垫的凳子。此外，在建材市场还可以找到许多有用的辅助设备，如可折叠的马桶扶手，便于患者起身时借力；坐便器增高垫，让患者能够更舒适地坐下；浴缸进出辅助器，帮助患者安全进出浴缸；以及洗脸池旁的支撑杆，提供额外的支撑。这些设备都能提高浴室的安全性，为患者提供更便利的居住环境。

请注意：照护者通常高估了风险。据统计，相比于老年人，年轻人因疏忽大意而引发的住宅火灾事故实际上更为常见。

自由外出，并能找到回家的路

经常想要离开家是许多失智症患者的一大问题。例如，他们可能会因为误以为自己需要去上班而离开家，或者想要"回家"而前往曾经的住处。据专家估计，超过半数的失智症患者会表现出这种游走或离家的倾向。而且不幸的是，在这个过程中，他们很容易走失和迷路。

面对这种情况，照护者难免会感到担忧。为了减少忧虑并确保患者的安全，照护者要么锁上门，限制患者的活动范围，要么为患者配备 GPS 追踪器。GPS 追踪器能够精确显示一个人的实时位置，其精度可以达到几米以内。通过使用追踪器，照护者可以实时追踪患者的行动轨迹，随时掌握他们的位置。

真正的困境

对于失智症患者而言，最大的痛苦可能就是自由受到限制。如果仅仅因为患者再也无法适应周围环境，我们就把他们禁锢起来，这样的做法真的合理吗？我们又是否可以要求一个喜欢四处走动的患者随身携带追踪器？在他的家中安装传感器或监控摄像头又是否合法？与数字监控相比，人工看护真的会更人性化吗？

以上这些问题都很难回答。一方面，我们想要提高患者的自理能力，使他们尽可能地独立完成生活中的各种任务，而不是完全依赖于他人的帮助；但另一方面，我们又想避免不幸事件的发生。为了让患者能够过上高质量的生活，照护者必须承担一定的风险。否则，家很容易变成一座无形的监狱，束缚着患者的自由。

如果能够征得患者的同意，那么这些问题都将迎刃而解。在失智症的早期阶段，多数患者可能愿意随身携带 GPS 追踪器，这样一来，一旦他们独自外出时迷路了，我们就能迅速找到他们。当然，在制定患者意愿书时，也可将使用高科技护理辅助设备的选项纳入其中。但是，如果到了疾病晚期，患者可能不再愿意配合这些措施，我们又该如何应对？我们是否应该锁上房门，用尽一切手段限制患者外出——即使这可能违背他们的意愿？或者，我们是否应该考虑使用技术手段，为失智症患者提供独立生活的可能性？显然，后者更为可取。通过技术手段，我们不仅可以保障患者的安全，还能给予他们更多的自由与尊严。这样的做法对于患者和照护者而言，都将是一个更好的选择。否则，护理最终可能会变成一种无法忍受的束缚，让患者感到愤怒和抗议。

我们应当尽力去理解和满足患者可能的意愿。对于那些无法完全接受新技术的患者来说，在面对人工看护与数字化监控两种选择时，他们可能会更倾向于选择前者。因此，在决定是否使用数字化护理辅助设备时，我们必须充分考虑到患者的个性以及他们的生活状况。尊重和理解患者的需求和意愿，是提供高质量照护的关键。

改造，以实现更好的护理

与租户相比，房主在改造房屋时拥有更大的自主权，他们可以采取更多措施，使房屋更适合老年人居住并且便于日常护理。虽然这些改造往往伴随着高昂的费用，但德国联邦、州和城乡各级政府会为此类必要的改造提供资助。例如，护理保险机构、医疗保险机构、劳动局、社会福利局或国家政府等都可能提供资金支持。因此，建议多方了解并充分利用这些资源。

通过手机进行定位

如果能让患者养成随身携带智能手机的习惯，那么追踪他们的位置将变得轻而易举。只需在手机上安装一款应用程序，照护者便能实时掌握患者的行踪。此外，还可以进行设置，当患者到达特定地点时，系统会自动发送短信通知照护者。这个功能对于那些经常离开家门、跑到曾经工作或居住地点的患者来说尤为实用。

当然，如果患者忘了携带手机，上述功能就都无法实现。理论上，只要有移动信号覆盖的区域，定位系统就能正常运作。虽然现实中并不是所有地方都有信号覆盖，但在大多数情况下，它都能追踪患者的位置。关键在于，服务供应商必须确保用户数据的安全，防止任何未经授权的访问，这样才能真正提供有价值的服务。

改造清单

在优化居家环境时，我们需要检查以下几个事项，并在必要时进行后期改造。但在此过程中，我们应尽量减少对患者熟悉环境的改动。

◆ 房屋入口的台阶是否安装了扶手？

◆ 屋内各区域是否照明充足？是否考虑安装感应灯？

◆ 楼梯台阶是否铺设了防滑垫？

◆ 楼梯的两侧是否都有扶手？

◆ 地下室楼梯处是否有灯？台阶是否安全？

◆ 能否在楼层之间设置一个休息的区域？

◆ 公寓及屋内的门是否足够宽敞，能够供助行器或轮椅通行？浴室门同样需要考虑到这一点。

◆ 当患者坐在轮椅上或使用助行器时，是否能够顺利地上厕所？

◆ 浴缸、淋浴间和马桶旁边是否都安装了扶手？

◆ 患者从床上可以触碰到灯的开关吗？

◆ 患者能否借助助行器上床？

◆ 床的高度是否可以调节，并且能否降至最低？是否需要专门的护理床？

日常生活故事

独居的母亲

在这栋楼里，大家都知道一楼的那位年迈的邻居有些健忘了。实际上，她因为把钥匙忘在屋里，已经两次把自己锁在了门外，不得不请开锁服务。这位老人已经八十岁了，她的女儿和女婿住在附近的镇上，他们之前就一直劝老人搬去跟他们同住。但老人拒绝了，她更想继续独自生活，这样就可以自由地安排自己的一天。

邻里乐于帮助

老人每天都会去购物，自己做饭。在附近的商店里，她总会非常坦然地说："我有失智症，所以有时候会记不太清楚，可能会反复询问。"正是因为她的这种坦诚，大多数人对她的态度都非常友好，并乐于提供帮助。许多人甚至在下次相遇时，会主动上前帮助她。

自主生活

然而，她的家人还是担心她独自生活会有风险。她的女儿总是问她："如果您摔倒了，没人扶您该怎么办呀？"虽然老人自己有时也会有点儿害怕，但她并不想搬家。

最终，热衷于科技的女婿找到了一个解决方案。他在政府资助的互联网平台"老年与科技指南"上找到了一款数字监控系统的信息。安装该系统后，就可以远程监控老人的活动，了解她白天在哪里，或者正在使用家里哪些电器。传感器会将这些信息传输到一个互联网平台上，该平台会显示家中各个房间以及老人在这些地方停留的时间。一旦老人的运动轨迹出现异常，家人就会立刻收到警报。一天，女婿向老人提出了这个方案："这对我们来说不是件好事吗？您还可以继续独自生活，但如果有任何突发状况，我们都能立刻赶过来。"老人点头表示赞同。

护理 4.0？感谢高科技

如今，许多不可思议的发明使我们的生活变得更加便利——在护理领域也不例外。那么，有哪些技术手段能够在日常生活中发挥作用呢？

高科技还是疗养院？德国人的答案很明确。德国联邦教育及研究部的一项调查结果显示，83%的德国人表示，如果这能让他们在晚年更长时间地留在家中，他们愿意在家使用机器人和高科技产品。那么，在日常生活中，究竟有哪些技术能为我们提供帮助呢？

众多小助手

对于独居的患者来说，紧急呼叫系统早已不是新鲜事物。对于那些方向感减退的患者来说，该系统需具备三项功能：紧急呼叫、电话通信和定位追踪。许多慈善机构都提供此类服务，并按月收费。但在失智症患者的日常生活中，这些系统是否真的有用，取决于他们的生活习惯、居住环境和病情阶段。患者可能因无法判断自己何时需要帮助，而频繁地误触紧急呼叫装置。因此，在签订合同之前，患者及其亲属应仔细检查服务条款。此外，护理保险通常会承担部分费用。

针对不同场景的帮助

如今，有许多高科技产品能够帮助患者实现自主生活，并且大多都可以在各大电商平台上购买。例如，智能药盒可以自动提供预定剂量的药物，并按时提醒患者服药。对于有听力障碍的患者，可以安装无障碍闪光门铃。这种门铃通过发射器与接收器的配合，将门铃声音转化为可视信号，例如闪光或其他视觉提示，及时通知患者有人来访。此外，水流调节器也十分实用，它不仅能够监测水温，以防烫伤，还能监测浴缸、洗脸池或水槽的水位，在水位达到一定高度后发出警报，防止水溢出。

手势感应灯、贴有图片的大按键电话、感应地垫以及带有隐蔽式遥控功能的淋浴厕所，这些产品只是技术发展的冰山一角。随着科技的飞速进步，越来越多的新技术手段正不断涌现。理想的技术应当在幕后默默地发挥作用，例如，通过室内和花园里的摄像头，照护者可以随时观察患者的情况，无需时刻亲自照看。一旦患者需要帮助，他人也能够迅速赶到。

我们应当明确：尽管科技极大地提高了我们的生活质量，为我们带来了诸多便利，并创造了无数新的可能性，但我们绝不能过度依赖科技，以免导致自身能力的退化，更不能让其取代人文关怀。

此外，还可以安装传感器来监测家中门窗是否开启，同时也能控制室内的灯光、温度、电力以及各种电器。有的照明系统甚至还具备智能调节功能，能够根据一天中不同时段，从日出到日落再到夜晚，自动调整灯光的亮度和颜色。这一功能对于生物钟紊乱的患者来说尤为有益。

许多实用的想法

随着新技术的不断涌现，患者的日常生活变得更加轻松。例如，对于失禁患者，通过远程控制，可以实现马桶冲洗和私密部位的清洗，从而大大提高了患者的自主性。此外，地板上的智能传感器能够监测跌倒或长时间静止不动的情况。一旦系统在特定时间内未监测到患者的任何活动，就会通知照护者或邻居。同时，烟雾报警器和紧急报警系统能在紧急情况下向亲属发送警报信号，确保患者能够及时得到救助。

在健康监测方面，心率监测技术已经得到了广泛应用。还有智能血压计能够每日自动多次测量患者的血压，并将测量结果实时发送给照护者或家庭医生，以便他们能及时掌握患者的健康状况。在未来，还有一种内置传感器的玩偶有望问世，它能够感知患者的身体情况，在压力或危机情况下起到安抚作用，为照护者提供必要的支持。

如今，这些令人惊叹的技术都可以通过智能手机和平板电脑上的应用程序实现控制。同时，得益于政府的大力支持，这些技术正以前所未有的速度蓬勃发展。因此，应当深入研究并充分利用这些智能技术，并将其应用于日常护理工作中，为患者和照护者带来更为舒适与便利的生活。

远程医疗：未来的医学

对于患者和他们的照护者而言，去看医生无疑是一件充满压力的事情。为了解决这一问题，一种全新的患者护理模式将被推出，也就是远程医疗。秉持着"让数据代替患者跑腿"这一理念，远程医疗能够为那些糊涂和健忘的患者免去不必要的奔波和紧张的面对面交流。

数字化服务

"我的家人起了皮疹，我需要带他去看医生吗？这项新诊断是什么意思？咳嗽是新药的副作用吗？"在照护者的日常生活中，常常会遇到这些问题。如果照护者只需通过屏幕就能轻松咨询医生，而不必再为这些问题长途跋涉，也不必在候诊室里陪着失智症患者等待几个小时，这将为他们的生活带来极大的便利。

许多有记忆问题的患者很难被说服去看医生。在候诊室里，他们可能会感到焦躁不安，不停地问"轮到我了吗？"或者急切地想要回家。而且，并不是所有医生都能够提供上门服务。从这个角度来看，如果医生能够通过互联网远程为患者提供帮助，无疑是一个理想的方案。

"远程医疗"一词正是为了描述这种高效的数字化医疗服务而创造的。它是指借助通信技术，在诊断、治疗及康复领域提供远程医疗服务。目前，德国的远程医疗体系几乎涵盖了所有医疗领域。例如，在有些州，如果当地没有常规的专科治疗科室，中风患者可以在所谓的"远程卒中中心"接受治疗。通过远程医疗，急诊医生还能远程指导救护人员进行救治。

一切皆有可能，但仍处于试验阶段

目前，远程医疗的应用正在多个领域进行科学审查和试验，其中大多数项目仍处于试点阶段。在这些试点项目中，医生通过视频问诊远程为患者及其照护者提供全面的医疗建议、安排治疗方案，甚至开具药物处方。调查结果显示，几乎所有体验过这种视频问诊的人对这种模式都表示满意。

尽管远程医疗在技术上已经能够实现，但要在实际的照护工作中应用，可能还需要相当长的一段时间。

医生的职业道德规范也阻碍了远程医疗的推进，因为这些规定禁止进行远程治疗。根据规定，医生不允许仅通过电话或视频通话来治疗患者，而必须亲自进行面对面的检查。因此，立法方面需要对此进行审查和修正，以适应远程医疗的发展需求。

合理运用

如今，大多数医生已经能够通过虚拟方式为患者提供第二诊疗意见或进一步解释治疗方案，但远程诊断却仍然受到一定的限制。自 2017 年起，已经出现了在线视频问诊服务，并被纳入医保范围。这种在线视频问诊主要适用于患者和医生已经有过面对面接触的情况，用于后续的护理和检查预约。

尽管远程医疗在可预见的将来仍无法取代传统的面对面问诊，但它确实能够为失智症患者的照护者提供重要的支持。因此，建议向医疗保险机构咨询相关政策，并在家中准备好必要的设备。在技术上，除了互联网连接外，照护者还需要一台配备麦克风、扬声器和摄像头的台式电脑或笔记本电脑。当然，提供远程医疗服务的医疗机构也必须具备相应的设备和技术。

远程医生问诊的流程大致如下：照护者和患者通过软件进入虚拟候诊室，等待医生接诊。只有当医生打开网络摄像头后，双方才能看到彼此并进行交流。此外，他们还可以通过该软件交换图像和文件。在问诊过程中，照护者和患者可以提出任何与病情相关的问题，医生会给予解答。医生能够了解患者的病情，并在必要时给出建议或调整药物治疗方案。

悬而未决的问题

然而，数字化医疗也存在争议。远程医疗势必会产生大量数据，而这些数据必须得到安全可靠的存储。因此，将数字时代与医疗及护理法律体系深度融合是政策制定者的核心任务之一。关于远程医疗的界限，人们可能会持续争论下去，因为昨天被视为侵犯隐私的数据使用，明天或许会成为拯救生命的利器，但后天又可能会以牺牲公民自由为代价。在这样的背景下，如果没有完善的法律体系进行规范和保护，那么以数据交易为商业模式的公司可能会乘虚而入。这既不利于照护者，也不利于患者。

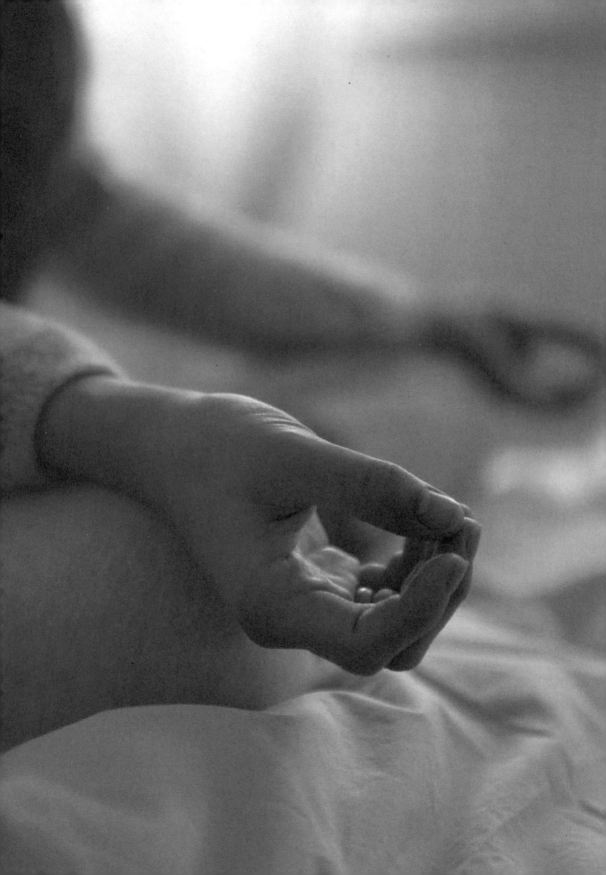

请先学会照顾自己

助人先自助——这是照护者需要始终坚持的重要原则。尽管在护理实践中，照护者通常很难做到这一点，但这一原则的重要性不容忽视，这对双方都有益。

心力交瘁

尽管照护工作充满了爱和动力，但却也总会使照护者身心俱疲，尤其是在进行长期照护的过程中。那么，当照护者逐渐感到心力交瘁时，该如何应对呢？

美化现实并不能解决实际问题。家庭护理就意味着每天都要直面患者的痛苦、情绪起伏和古怪行为，这无疑给照护者的生活带来了重大改变。如果患者在每次洗澡时都大吵大闹，照护者感到生气是人之常情。同样，如果患者在每个夜晚都频繁地求助或四处走动，导致照护者彻夜难眠，照护者自然会疲惫不堪。此外，如果患者一遍又一遍地讲述那些陈年往事，照护者难免也会感到厌烦。

在决定承担起照护他人的责任时，人们往往低估了需要付出的时间与精力。实际上，这一重任可能会持续数年之久，导致照护者逐渐失去了生活的自主权和个人的空间。此外，作为照护者，他们很少得到应有的认可。尽管他们付出了巨大的努力，但却很少有人会给予他们赞誉和掌声，这使得他们十分沮丧，压力倍增。尤其是周围人的冷漠，更让他们深感失望。然而，他们其实是这个时代的无名英雄。可是相比之下，那些致力于保护生态环境和野生动物的人，通常能够获得更多的掌声和赞扬。

照护者的内心世界

我们都曾体会过那种愤怒即将爆发的情绪，无论是作为母亲还是父亲，作为员工还是老板——当然照护者也会有这种情绪！特别是那些充满热情、尽职尽责的照护者，他们面对着永无休止的照护工作，心中的不满与怒火在几周甚至几个月的时间里逐渐累积，直到最终爆发出来。

那么问题在于：事情为什么会发展到这一步？照护者的愤怒说明了哪些问题？又应该做出哪些改变？只有客观审视并找出愤怒的原因，我们才能在未来提供更好的护理。例如，照护者是否因经常受到束缚而备受煎熬？是否缺乏时间或经济上的支持？又或者缺少护理辅助工具？

缓解压力的沟通

对于失智症患者的照护者来说，能够有机会向他人倾诉自己的处境，这本身便是一种莫大的慰藉和放松。

照护者希望能够找人倾诉，分享与失智症患者共同生活的种种经历。然而，他们应该与谁分享呢？当照护者已经感到心力交瘁、精神压力过大时，可能需要与家庭医生沟通，探讨是否需要专业的心理治疗。他们还可以与神职人员或其他有着相似经历的照护者进行交流，减轻内心的压力。

除此之外，还有许多倾诉的途径。

- 拨打心理咨询热线或其他紧急求助电话。
- 在家庭聚会中与亲朋好友分享。
- 参加自助团体活动。
- 进行在线心理咨询。
- 与当地或教区的牧师进行交谈。
- 接受心理治疗师的治疗。

共情使人身心俱疲

让我们静下心来认真审视自己的内心世界。我们是如何进行照护的？我们为什么要这样做？是出于对患者处境的同情和怜悯，还是因为我们能够深入共情，真切地感受到了他们的痛苦？然而，共情家人的痛苦，对任何人来说都是一种巨大的负担，长此以往会使人身心俱疲。如果无法保持必要的心理距离，我们就会深陷于患者的痛苦之中，仿佛自己也在亲身经历一般。这样一来，我们将无法再对患者的状况产生任何积极的影响。

如果我们能够对患者的痛苦感同身受，同时又不完全沉浸其中，我们就能更好地了解他们的需求，进而改善他们的状况。反之，如果只是一味地深陷于患者的痛苦中，只会让我们心力交瘁。正确的做法应该是在不忽视自身需求的前提下，通过积极的共情提供有益的支持。

发给朋友们的短信

"你们知道的，我一直在照顾我家那位健忘的老人。所以，我大部分时间都必须待在家里，不能像以前那样经常与你们保持联系。但我真的非常怀念我们之间的友谊，你们可以常来我家看看吗？老实说，我也希望能够得到你们的帮助。"

因此，照护者可以定期参加自助团体的活动，与其他患者亲属和经过专业培训的顾问进行深入的交流，并主动寻求他们的建议。此外，如果照护者突然情绪崩溃，主动拨打咨询热线能够明显减轻他们的情绪压力。这种咨询也常被用作病例讨论，在专业护理实践中是一种常见且有效的做法。

勇于敞开心扉与他人交流、寻求情感支持，是营造长期和谐照护氛围的关键。

过度劳累的迹象

当照护者意识到自己已经不堪重负时，他们急需实质性的帮助，或者必须转而寻求专业的护理服务。以下是一些重要的预警信号。

- 持续感到极度疲惫。
- 睡眠质量下降。
- 感到无助和内疚。
- 情绪波动大，频繁出现不耐烦和发脾气等易怒表现。
- 个人需求逐渐被忽视。
- 高血压表明潜在的紧张情绪。
- 饮食变得不规律。
- 身体免疫力逐渐下降，频繁感染疾病。
- 游走性疼痛、背痛、关节痛、头痛、心脏和胃部不适等症状明显。

制订合理的目标

如果照护者为自己设定的照护目标过于遥不可及，那么他们最终只会让自己精疲力竭，甚至怀疑自己的付出是否有意义。以失智症晚期患者为例，照护者此时的目标就不应是追求患者的完全康复，而应是尽可能多地与他们共度美好时光，并在相处中找寻乐趣，让生活充满欢声笑语。

如果我们依赖患者的经济支持，那么，回报他们的最好方式便是提供无微不至的照护，让他们在家中安享晚年。同时，我们的目标也可以是合理分配自己的精力，在照护工作、个人幸福和满足其他家庭成员的需求之间找到平衡。

对于那些曾与患者有过矛盾，并且可能仍心存怨气的人来说，情况可能更为复杂。但即便在这种紧张的关系中，有时也可能实现迟来的和解，并重新建立起一种温馨而亲密的关系。因此，如果双方都能够放下过去的怨恨并愿意和解，我们可以将目标设定为与患者共同创造更多美好的瞬间。

（日常生活故事）

从关心到愤怒

"这点儿照顾，能有多难？"起初，在母亲因为记忆力衰退而搬来与自己同住时，这位五十多岁的妇女还精力充沛，认为照护母亲只是小事一桩。她常说："我顺便就能搞定。"于是，她前往护理支持中心，学习如何填写申请表以及如何运用各种资源。那时，她年迈的母亲尚且独立，还能够帮忙做饭，并一同去超市，两人每天都过得很开心。

然而，三年后，情况就截然不同。母亲的失智症发展得比预期更快，照护母亲成为她生活中无法回避的重心。朋友们逐渐疏远，她自己也几乎不再出门，经济状况也越来越紧张。当然，作为一个孝顺的女儿，她想要全心全意地照顾母亲，满足母亲的一切需求。但她也逐渐意识到自己变得越来越不耐烦，说话也越来越大声，几乎难以控制自己的负面情绪。她甚至不清楚自己的愤怒是针对母亲还是针对疾病本身。

向世界发出呼救

在某个晚上，她拨打了心理咨询热线，希望有人能够倾听她说话。电话那头传来了一个亲切的声音，对方对她所面临的问题表示理解，并建议她与有相似经历的照护者建立联系，以获得支持和帮助。

但说起来容易做起来难。虽然附近社区的亲属自助团体每周都会聚会，但由于离她的住处较远，加上她平时需要在家中照顾母亲，因此很少有机会参加。直到后来，她在网上偶然发现了一个社交平台，并加入了一个专为照护者设立的群聊。在这个群聊中，来自德国各地的照护者分享着他们的经验和故事。她从这些经验中受益匪浅，生活也因此变得更加轻松。

可以敞开心扉的在线群聊

她最珍视的是互联网提供的自由空间。在这里，用户可以选择使用代号或昵称，保持匿名，这让她能够更自由地表达内心的感受。她终于可以毫无保留地释放内心的愤怒。即使在经历了一天漫长而充满挑战的护理工作之后，她仍然可以在深夜11点坐在电脑前，向有着相似经历的人倾诉心声，或加入正在进行的讨论。

保持冷静，放松心情

情绪易怒、具有攻击性？经常哭泣、压力过大？肌肉紧绷？每日头痛不止？这些都是过度劳累的预警信号，一旦察觉到这些信号，照护者必须立刻采取措施，调整自己的状态。

我们需要从忙碌的生活中抽离出来，重新回归自我，获取新的能量和动力，并整理好心情。小到日常的新体验，大到定期给自己放几天假，都是非常重要的放松方式。以音乐为例，它就可以在我们日常护理生活中发挥积极的作用——无论是收音机里播放的歌曲，还是与患者一同欢唱的旋律，都能为我们带来愉悦和放松。

音乐调节情绪

缓解负面情绪的方式多种多样，音乐便是其中之一。当愤怒即将爆发，争吵似乎不可避免时，我们不妨试着听一些喜爱的音乐，这有助于缓解压力、调节情绪。音乐具有神奇的力量，既可以让人深度放松，也可以让人恢复活力，几乎没有人能够抵挡其魅力。在一天紧张而忙碌的护理工作结束后，许多人喜欢在电视机前寻求放松。然而，更为有效的做法是躺下片刻，听听音乐，摒除其他杂念，让自己完全沉浸其中。这一习惯不仅有助于恢复精力，长期坚持还有益于身心健康。此外，研究发现，音乐对于我们的意义不仅仅是简单的消遣和娱乐，它对我们有着更加深远的影响。但要想利用音乐来调节情绪，则需要全身心地感受，去聆听那旋律背后的情感。音乐教育家称之为"全神贯注地聆听"。当我们全神贯注地聆听时，音乐能够触及我们的意识深处，让我们内心的情感得以释放。在这一过程中，音乐的类型并不重要，无论是古典、流行、音乐剧、爵士还是民谣，只要是我们喜欢的音乐，都能帮助我们调节情绪。因为情感并不会区分音乐的优劣，它只关心音乐是否能与我们产生心灵的共鸣。

对双方都有益

对于患者而言，音乐就意味着快乐和参与。通过一起唱歌，他们的不安或猜疑等挑战性行为能够得到缓解。因此，当在护理过程中遇到困难时，不妨与患者一同唱首歌吧。即使您对自己的歌声不够自信，也请放心地唱出来。唱歌不仅能够放松声带，更能舒缓内心的压力。因为自己发出的节奏和音调所产生的效果最为深刻，甚至比任何丰盛的宴席更能刺激大脑中的奖赏机制，带来深深的愉悦和满足。

偶尔出去走走！

偶尔改变一下环境，对人的身心健康有显著的益处。这一点对于主要照护者来说尤为重要，他们应该每隔几个月就给自己安排几天的假期，让自己彻底放松和恢复。这样的休息不仅有利于照护者自身的身心健康，也能间接惠及患者。因为一个精力充沛、心态轻松的照护者，才能为患者提供更周到、更细致的照顾。

当主要照护者暂时离开时，可以由其他家庭成员来接替照护工作，或者提前安排短期的护理服务。市面上有多种不同性质的护理服务可供选择，只需提前合理安排即可。

　　　休假对于照护者来说，不仅是一个可行的选择，更是一种迫切的需求。在照护者休假期间，患者可以选择医养中心的短期护理或日间照护服务。

　　换个环境待几天，暂时摆脱日常照护带来的压力，这可以使照护者恢复活力并重拾自信。那些曾经看似遥不可及的目标，突然变得触手可及。许多照护者在离开患者时，内心或许充满了无奈与恼火，但当他们再次回来时，却又充满了热情和关爱，能够为患者提供更好的照顾。

走出去，我的心，去寻找快乐吧！

　　歌曲拥有着催人泪下的力量，音乐能够深深地触动我们的情感。尽管失智症患者的智力有所衰退，但他们仍然能够唱起那些熟悉的老歌，或是弹奏乐器。

　　即便他们已无法用言语表达自己，但音乐仍是他们的一种独特的交流方式。作为照护者，我们可以利用音乐的神奇力量，无论是通过 CD 或收音机播放的音乐，还是与患者共同演奏的旋律，那些熟悉的音符都能触及失智症患者的内心，给他们带来慰藉和温暖。

我压力真的很大！

瑞士内分泌生理学家汉斯·塞利（Hans Selye，1907—1982年）被誉为现代压力研究之父。早在学生时代他就发现，人们在长期承受压力时，总是会逐渐展现出一种趋同的反应模式，他将这种压力反应划分为三个阶段。如今，我们知道压力与免疫系统之间存在着紧密的关联，许多器官在受到有害压力时会产生不良反应，进而可能引发疾病。因此，照护者越早安排定期的休息，对于自身的健康就越有益。

第一阶段：警觉阶段

在这一阶段，面对护理任务带来的压力，照护者内心会产生抵抗或逃避的想法。在这一过程中，压力激素会促使他们的能量水平上升，让他们既兴奋又害怕。不过，这种压力同样也激励着他们，使他们能够应对即将面临的挑战。在这一阶段，照护者有足够的力量去寻求外界的帮助和支持。

第二阶段：抵抗阶段

然而，如果护理压力持续存在，而且长期缺乏休息，照护者会感到力不从心、身心俱疲。尽管他们的身体和精神都在试图寻求恢复，但由于压力持续存在，真正的恢复往往难以实现。

结果是：照护者会变得易怒，对小问题反应过度。此外，对失败的恐惧和负罪感也会不断困扰着他们，同时还常常伴随着睡眠障碍。在这一阶段，照护者必须意识到自己需要更多的外部支持和充足的休息时间。

第三阶段：衰竭阶段

如果持续的护理压力无法得到缓解，照护者的能量就会逐渐消耗殆尽。最终这可能引发一系列生理和心理疾病，典型症状包括消化系统紊乱、背部疼痛、心血管问题、头痛、胃灼热、记忆力减退或抑郁等。在这一阶段，繁重的照护任务对他们的健康构成了严重威胁。因此，为了避免身体和精神崩溃，照护者必须及时从高压状态中抽身，确保自己的身心健康。

有针对性的放松

真正的休息不仅宝贵并且是极其有益的：我们不应等到精疲力竭时才匆忙地安排假期，而是应该在日常生活中就进行有针对性的放松和运动，这样有助于我们缓解压力，恢复内心的平衡。同时，护理保险和医疗保险通常会承担相关课程的费用，这使得我们可以放心地尝试那些真正适合自己且对自己有益的放松方式。

- 自身训练。
- 埃德蒙·雅各布森的渐进式肌肉放松法。
- 呼吸放松法和其他形式的身体放松法。
- 瑜伽。
- 冥想。
- 气功（一种中国的冥想和运动形式）。
- 太极。
- 费登奎斯方法。
- 舞蹈。

趣味小技巧

在日常生活中，照护者可以尝试那些能够随时进行、只需几分钟的小技巧。例如，在面对家人的冒犯时，尝试先从一数到十，再作出回应，这样往往能够避免不必要的争吵；或者在忙碌一天之后，可以绕着街区走上一圈，让身心得到舒缓。

接下来的建议，您可以根据个人需求进行灵活调整或拓展。掌握一两个舒缓压力的小技巧，能让您的日常护理工作更加轻松。

沐浴，洗去负担

这个小技巧将洗澡这一日常活动与轻松愉悦的感受结合起来，让您在忙碌的生活中也能体会到善待自己的幸福感。在日常护理中，不妨多多运用这种有趣的放松方式，让身心得到充分的舒缓。

◆ 当您走进淋浴间时，可以带着这样的信念：将日常的身体清洁当作一种身心愉悦的仪式。

◆ 全身心感受每一次沐浴的过程：感受到温热的水流轻抚过皮肤了吗？闻到沐浴露的香味了吗？感受到双手在身体上涂抹沐浴露的触感了吗？是否注意到自己的呼吸？当您开始留意它时，是否感觉呼吸加深？请全身心地感知这一切。

◆ 想象一下，在冲洗掉泡沫的那一刻，您将所有的烦恼、恐惧、焦虑和压力也都统统冲刷而去。一切都随着水流下去，消失在排水口之中。这个过程能使您感到如释重负，以更好的状态迎接接下来的护理挑战。

呼吸，舒缓压力

几千年来，呼吸放松法一直是人们获取能量、寻求内心和谐以及重新应对生活挑战的最有效方法之一。以下是两种简单且实用的呼吸方法，适合在日常生活中随时运用。为了获得最佳的放松效果，最好定期练习，比如在早晨或傍晚抽出五分钟时间进行练习（可以使用计时器或手机来计时，这样您就可以完全沉浸在其中，不必时刻关注时间）。此外，当您感到疲惫并急需休息时，这些技巧同样可以使您得到舒缓与放松。

观察呼吸法

在这个方法中，您只需要注意观察自己的呼吸。

◆舒适地坐下，放松身体，背部保持挺直，闭上双眼。

◆做几次深呼吸。在呼气时，可以有意识地发出声音，或者模仿马匹喷鼻息的动作，帮助身体更好地放松。

◆再次恢复自然呼吸，不要刻意控制呼吸的节奏，并观察呼吸的过程：吸气，腹部或胸部隆起……呼气，腹部或胸部收缩……吸气……呼气……

◆在练习过程中，如果您发现自己开始分神，只需将注意力重新拉回到呼吸上，继续观察呼吸的过程。

交替呼吸放松法

瑜伽中的这种呼吸方法可以平衡左右脑的活动，促进深度放松和恢复活力。

◆舒适地坐下，放松身体。

◆做几次深呼吸，调整呼吸节奏。

◆将右手放在鼻子上，按住右鼻孔，用左鼻孔吸气。

◆交换手指位置：按住左鼻孔，放开右鼻孔，用右鼻孔呼气后再吸气。

◆再次交换手指位置——用左鼻孔呼气后再吸气。

◆再次交换手指位置——用右鼻孔呼气后再吸气。

◆以此类推，左右鼻孔交替呼吸十次。

积极运动

巴塞尔大学运动学家的研究显示，当人们面对巨大的压力时，保持或加强体育锻炼尤为重要。因此，要经常进行体育运动，无论是在健身房还是游泳池，或是在户外慢跑、散步、徒步旅行、划船或滑雪等——在精神压力较大的时刻，身体需要一个释放压力的出口，以降低整体的紧张水平。值得注意的是，即使是那些已经感到疲惫不堪的人，通常也能从体育锻炼中获得意外的积极效果。他们只需要振作起来，穿上运动鞋，迈出第一步。运动不仅能够帮助我们重新找回自我，还能带给我们更多的收获与惊喜。

收拾忧虑，安然入眠

在压力巨大的时刻，忧虑和烦恼常常让我们夜不能寐。与其在床上辗转反侧，不如尝试以下这个方法：

◆首先，静下心来观察：您的脑海中在想些什么？哪些念头频繁出现？它们围绕着哪些主题？只需简单观察，无须深入思考。

◆接下来，想象一个容器——它可以是一个行李箱、纸箱或者一个珠宝盒，根据您的喜好而定。

◆打开这个容器，将脑海中的每一个忧虑和想法逐一"放"入其中。

◆在这个过程中，温柔地对它们说："我会在适当的时候处理你们的，现在我想要安宁。"

◆随后，想象合上容器的盖子，并用一条漂亮的丝带或结实的绳子将其"绑"好。

◆最后，把这个装满忧虑的容器放在想象中的架子上、储藏室里，甚至地下室中。将它留在那里——而您则可以享受宁静的夜晚，最终进入梦乡。

不仅适用于夜晚

对大多数人来说，在经过多次的尝试之后，这个方法会变得更加得心应手。不久后，您在白天也可以使用这个方法来摆脱那些纠缠不清的思绪，让头脑重新回归清醒。所以，快来试试吧！

最终还是去医养中心？

这关乎到照护者和患者双方的福祉：究竟哪种方案能够真正为他们带来益处？除了个人提供的帮助外，是否还存在其他可行的选择？

查理·卓别林（Charlie Chaplin）曾言："人生的十字路口没有路标。"无论是家庭曾经共同决策的结果，还是命运的安排，肩负起照护责任的照护者总会陷入疑虑：我究竟是在为患者提供实实在在的帮助，还是在无谓地消耗自己的精力？相比之下，专业护理人员或许能做得更好？

在决定是否采取家庭护理时，我们要审视自己的内心：我为什么选择家庭护理？我期望从中获得什么？我内心真正的想法又是什么？我之所以承担起照护责任，究竟是出于对伴侣的责任感，愿意陪他共渡难关，还是因为我深爱着患病的父母，希望尽我所能去照顾他们？

或者，是出于经济原因？是因为父母的退休金能补贴家用，我才选择了家庭护理吗？还是因为作为女性，我认为自己必须承担起这份照护责任，否则别人就会对我评头论足？又或者，只是因为自己是唯一和他们同住的家人？还是因为我目前失业，因此有充裕的时间来照顾他们？这些问题或许难以回答，但若能找到答案，那么无疑会减轻我们内心的压力和困惑。

注意：我受够了

尽管随着时间的推移，照护者可能会从对护理一无所知的外行人，逐渐成长为经验丰富的护理专家，但一些固有的问题依然存在，甚至可能愈发突出。面对患者和其他家庭成员的期待以及他们对照护工作提出的种种要求，伴侣或子女们可能会逐渐感到力不从心，难以应对。因此，那些长期承担照护责任的照护者们，每天都会问自己：我最初做出的承诺如今是否依然坚定？我是否还有足够的精力继续照护？我是否已经感到疲惫，心生厌倦？又或者，我是否已经因为内疚而逐渐变得麻木，失去了最初的热情和决心？

如果照护者的压力已经累积到无法承受的地步，他们必须重新规划自己的生活。否则，压力会将他们压垮，导致他们在情感上与需要照护的家人渐行渐远，直至疏离。在巨大的压力下，尤其是那些责任感极强的照护者，可能会变得只是机械地完成照护工作，仅仅满足患者吃饱穿暖的基本需求，而不再关注更深层次的情感关怀。还有许多照护者会逐渐将照护责任推给患者，让他们自行应对。而那些压力过大的照护者有时甚至会情绪失控，苛刻或粗暴地对待患者。

必须采取行动！

有一点非常明确：没有人能够长期独自承担照护失智症患者的责任。个人需要得到他人的帮助和支持，照护任务也应当合理分配，共同承担。这种支持可以来自家庭内部、朋友，或者通过专业的护理服务来实现。

如果身边有人能够提供具体的帮助，这无疑是对照护者极大的支持。事实上，寻求他人的帮助并不丢人，每个人都有能力去帮助别人，而且大多数人在了解到具体情况后，也都愿意尽自己的一份力。因此，照护者应当克服内心的顾虑，主动提出请求。无论是邻居、老朋友、同事还是运动伙伴，他们可能都愿意偶尔帮忙照顾一下患者。此外，家中年长的孩子可以定期前来看望，陪伴患者几个小时，逗他们开心或转移他们的注意力。而家中的小孩，在了解清楚情况后，也通常乐于承担一些简单的护理工作，以换取零花钱。当然，那些平时因为工作繁忙而较少参与照护的家庭成员，也可以考虑请几天假，让当前的照护者有机会休息。

如果没有人自告奋勇提供帮助，那么主要照护者就需要明确地提醒其他人履行职责。还可以考虑再次组织家庭会议，更好地沟通和协调彼此的职责。

> 护理是一种社会任务，绝不应只由个人承担。这需要我们的团结协作，尤其是家庭内部，更需要成员间的团结互助。

做正确的选择

研究表明，患者普遍对家庭护理持积极态度。但尽管如此，照护者仍应将过渡到专业护理视为一种选择。当照护者感到精神或身体压力过大时，就必须采取措施。而且，照护者无须对此感到羞愧或内疚。毕竟，在失智症的最后阶段，为患者提供完美的家庭护理几乎是一项不可能完成的任务。

那么，究竟什么时候才是引入其他护理服务、搬到医养中心或面向失智症患者的老年公寓的合适时机呢？这是一个值得我们深思的问题，而且越早考虑越为明智。毕竟，照护者自身的身心健康同样重要，他们需要确保自己有充足的休息。只有这样，他们才能陪伴在患者身边，直至患者生命的尽头。

当照护者逐渐意识到，继续在家中提供照护已变得力不从心，并且会损害自己的生活质量时，就应该毫不犹豫地开始探索其他护理方案——即使照护者曾在患者患病初期许下承诺，要让患者留在家中。

艰难的决定

当患者仍然具备足够的灵活性，能够适应新环境并建立新的社交关系时，可能是一个搬到医养中心的合适时机。因为，患者自身已经难以判断哪些决定对他们最为有利。他们的情绪经常波动，可能前一刻他们已经准备好去日间照护中心或医养中心，而下一刻又会强烈拒绝。

在这种情况下，就应由照护者来承担决策的重任。他们必须根据自己的承受能力和实际情况作出决定，必要时甚至需要违背患者的意愿。在这种时候，照护者必须诚实，因为家并不总是患者的最佳去处。当照护者感到不堪重负或心怀愤怒时，他们对患者施暴的风险可能也会增加。

此时，专业人士的介入将对所有相关方产生积极影响。他们经过专业培训，更擅长应对失智症困难阶段的各种挑战。因此，相较于在家中因为任务繁重而导致的照顾不周，将患者安置在医养中心或许是一个更为妥当的选择，但前提是确保患者在那里能够得到充足的休息和专业的照护，并有家人定期探望。

当患者在医养中心的状况出乎意料地好转，并且很快就适应了新环境时，许多人都会感到惊讶。但即便看到了这样的积极变化，许多照护者仍然在是否将患者送到医养中心的问题上犹豫不决。对此，自助团体、护理支持中心的专业人员以及各种电话和在线咨询服务都能提供指导和帮助。

对比不同的护理方案

许多专家都反对"尽可能长时间在家中护理"这一观念。这是因为失智症的病程因人而异，而且并非所有的家庭照护者都具备提供长期优质护理所需的能力。事实上，还有许多其他护理方案可以考虑：

医养中心住院护理

在优质的医养中心中，工作人员会全天候提供护理服务，并且会根据每位患者的具体情况制订活动计划。在这里，患者有更多的社交机会，通常不会像在家里那样感到孤独。此外，越来越多的医养中心还提供特殊的居住模式，如精神病患者合住公寓或保护性病房。对于失智症患者，许多机构更是提供了有针对性的护理方案。在理想的情况下，这里的所有工作人员都接受过专业培训，能够妥善处理患者可能出现的意识模糊、方向感丧失和攻击行为等情况。

家人们通常认为，他们必须不惜一切代价确保患者能在家中度过余生。他们常说："我们答应过他！"

失智症患者合住公寓

6～12名失智症患者共同居住在一间公寓内，每位患者都有自己独立的房间。他们可以携带自己熟悉的家具，公寓的公共区域同样可以摆放他们的私人物品，营造出家的感觉。这种共同居住的形式还相对新颖，并逐渐受到越来越多人的青睐。在这里，患者能够在小型团体中尽可能自主地生活。那些身体状况良好的患者还可以分担一些日常任务，同时，公寓内还有全天候的护理服务，负责处理患者无法独立完成的事务。

这种护理方案的优点在于：患者们共同居住，更易于统一管理和照顾，还能够确保始终有固定的护理人员提供上门服务。这大大减轻了亲属的负担，但对此他们必须承担患者日常生活的开销和特定的责任。通常情况下，亲属会签订租赁合同和上门护理服务合同，这些合同会明确规定护理的具体内容和相关费用。此外，经验表明，当公寓内至少有6名患者共同居住时，护理的效果通常最为理想，护理费用也最为经济。

短期护理

当照护者需要暂时离开或休假时，他们可以在短期内寻求专业的护理服务，并可以申请护理保险报销。根据具体情况和护理需求，亲属可以选择上门护理服务，或者将患者暂时安置在短期托管机构中。更多详细的信息和申请流程，请咨询护理保险机构。

临时替代护理

这种方案专为照护者设计，旨在他们生病或需要暂时休息时，提供必要的支持。这种护理服务非常灵活，可以按天或按小时使用。同时，护理保险为此提供了资金支持，这些资金不仅可用于聘请专业的护理人员，还可以为志愿者、朋友或邻居提供的照护服务支付费用，但近亲属并不包括在内。

日间照护

有工作的照护者通常只能在工作之余照顾家中的患者，因此他们常常担心患者在白天无人照看。同时，那些独自生活的失智症患者在白天也需要他人的帮助。对此，日间照护中心是一个理想的解决方案。在工作日，患者会被送到这里，从早到晚都能得到全方位的照顾。

这种护理方案的优点在于：患者可以继续住在自己的家中，同时能够享受到日间照护中心的便利服务。日间照护中心会为患者提供饮食，并且还有专业的护理人员协助他们上厕所和按时服药。更重要的是，他们在这里不会感到孤独，因为他们有机会与其他人交流。

同时，优质的日间照护中心还能够根据每位患者的需求和能力为他们提供个性化服务。通过这种方式，许多患者得以推迟或完全避免入住费用高昂的医养中心。即便是那些最初坚决拒绝这种护理方案的患者，在亲身体验并感受到这里的温馨与舒适后，也往往会改变态度，欣然接受这种照护方案。

地方阿尔茨海默病协会和慈善机构所设立的护理小组，为照护者提供了宝贵的自由时间，让他们得以享受悠闲的午后时光。自助团体也能够为照护者提供情感支持。

夜间护理

没有人能够全天无休地照顾患者，长时间的劳累和睡眠不足容易让照护者身体出现问题。因此，夜间护理成为一个理想的方案。在夜间，专业的护理人员每小时都会查看患者的状况，并提供必要的照护。那些在夜间容易感到焦躁不安的患者也可以选择在专业机构中过夜，从而得到更为专业的夜间照料。此外，针对生物钟紊乱的患者，一些机构还提供专门的服务，例如，设有夜间咖啡厅，以满足那些夜间仍然活跃的患者的需求。护理保险通常可以覆盖夜间护理的费用，使夜间护理成为一种可行且经济的选择。

24 小时护理

有些护理服务机构会提供24小时护理服务，不过，这类服务的费用通常较高。因此，德国许多家庭会雇佣来自东欧的家政人员来承担大部分的照护工作。这些家政人员不仅能陪伴患者，确保他们不会独自待在家中，同时还能完成一些简单的护理任务和家务。

很多家庭选择向中介机构求助来寻找家政人员。这样做的好处在于，家庭无须扮演雇主的角色，中介公司会承担所有的雇主责任。中介公司负责为家政人员缴纳社会保险、发放病假津贴，以及在其休假期间安排代替人员。当然，在雇用外籍家政人员时，家庭应该确保他们确实与中介公司建立了合法的雇佣关系，并已经按照法律规定缴纳了相关保险。

小时护理

地方机构和慈善机构可以派有失智症护理经验的义工前往私人家庭，为患者提供各种服务，如陪他们聊天或者外出散步等。

好的医养中心，差的医养中心？

在寻找医养中心时，亲属们需要明确自己的角色——是消费者而非求助者。毕竟，医养中心的费用相当高昂。所以，为了确保患者能够住得舒适，我们需要深入了解医养中心的实际情况。尽管部分医养中心会提供短期的试住服务，但这通常只适用于失智症早期阶段的患者，对于其他病情更为严重的患者来说，试住可能会让他们感到不安。

此外，个人偏好自然无法完全通过官方的评估体系和护理评分来衡量。因此，亲属们可以通过观察、与其中住户、义工或咨询委员会进行交流，再做出选择。在初步筛选时，建议优先考虑离家较近的机构，以便日后能频繁探望。

随后，可以与家人或朋友逐一参观筛选出的这几家医养中心。为了获得最真实的体验，建议不提前通知，而是直接前往。可以在医养中心内四处走动，感受其中的氛围。在这个过程中，要睁大眼睛，竖起耳朵，仔细观察院内的环境。

如果对某家医养中心的第一印象不错，那么可以进一步与那里的工作人员和住户聊几句。在交谈过程中，可以参考下页的评估清单，有针对性地了解其各方面的情况。需要注意的是，直接提问并不一定能够得到满意的答复，有时需要谨慎询问。尤其在涉及员工健康状况和流动率等敏感问题时，更需要谨慎。

但是，如果后来发现选择的这家医养中心无法满足患者的日常护理需求，我们该怎么办呢？再次搬走！除此之外别无选择，尽管这会给失智症患者带来不小的压力。

一个爱情故事

艾瑞卡的丈夫海因里希因为无法忍受她的健忘，将她送进了一家医养中心。几周后，我在那家医养中心见到了艾瑞卡。再看到她时，我感到十分欣慰，因为她比以前看起来更加漂亮了，穿了一条美丽的裙子，体重也明显增加了。

更让我大为吃惊的是，她向我介绍了海因里希，但这个海因里希并不是她的丈夫，他其实叫古斯塔夫，但艾瑞卡喜欢叫他海因里希。每天，他们两人都会手牵着手来到花园里，坐在一棵栗子树下的长椅上，一起观察着鸟儿。每当有鸟儿飞过，艾瑞卡总会兴奋地喊道："不得了，看它飞得多好！"并用手指向那只鸟儿。古斯塔夫则会紧紧握住她的手，然后两人继续安静地坐在长椅上。直到又有一只鸟飞过……

评估清单

- 建筑外观的维护情况是否良好？内部环境是否让人感到温馨舒适，还是像医院那样冷冰冰的？室内空气是否清新？噪声水平能否接受？总体而言，这里是否让人有家的感觉？

- 能看到住户自由活动吗？还是他们根本都不出自己的房间？或者，是否有很多人坐在轮椅上？这可能表明这家医养中心的住户缺乏运动。同时，我们也应该观察住户们的仪表是否得体，头发是否梳理得整齐，男士们是否刮了胡子？偶尔能否看到画了口红、涂了指甲油的女士？这些细节都能反映出医养中心对住户个人形象和生活品质的重视程度。

- 医养中心是否定期安排物理治疗师、足疗师、美容师和理发师前来提供服务？

- 生活区的环境如何？是否舒适宜人？每个居住单元里有多少人居住？是否提供单人间？储物柜是否足够？是否可以携带自己的家具和个人物品入住？另外，房间的设计是否方便轮椅通行（比如，门宽是否达到80厘米），是否实现了无障碍设计？灯开关和插座的数量是否足够，位置是否便于使用？这些都是评估生活区设施是否完善的重要方面。

- 需要等待多久才能入住？优质的医养中心通常都会有一定的入住等待期！

- 是否有志愿者与医养中心合作？

- 是否允许携带宠物入住？如果允许，医养中心是否提供了良好的饲养条件？

- 医养中心是否设有阳台或露台供住户使用？是否有一个对所有住户开放的花园？花园中是否有足够的长椅供人们休息？

- 住户是否有机会参与一些力所能及的小任务？

- 护理人员是否给人一种友好且相对轻松的感觉？还是普遍表现得疲惫或忙碌？在与住户互动时，他们的态度是否友善，能否观察到他们体贴入微的小举动？

- 工作人员是否尊重住户们，并在交流中亲切地称呼他们的名字？

- 医养中心与护理保险机构之间是否签订了护理服务协议？此外，医养中心中有多少护理人员已经完成了相关的职业培训？根据法律规定，医养中心至少应有50%的护理人员持有相关专业培训证书。

- 是否有足够的护理人员接受过专门针对护理失智症患者的进修培训？他们是否具备疼痛管理、压疮预防、失禁护理和促进患者运动等方面的专业知识？

- 医养中心是否制定了详细的书面护理方案？通过这份方案，我们可以了解该医养中心在护理中特别重视的方面。此外，这份方案是否充分考虑了失智症患者的特殊需求？

- 医养中心是否欢迎亲属随时探望？在提供服务时，是否有特定宗教信仰或宗教活动倾向？在初步交谈中，他们是否会询问护理对象的性格、生平经历和生活习惯？如果他们询问了这些信息，那么这无疑是一个积极的信号，因为这意味着医养中心会提供个性化的护理服务。

- 护理人员是否会灵活应对护理对象的需求，而不是刻板地遵循起床、早餐和就寝的固定时间表？

- 医养中心是有自己的厨房并配备厨师，还是仅提供预制食品？在考察时，建议查看他们的菜单，并询问他们如何满足特殊饮食需求。

- 谁负责帮助护理对象进食？是否是经验不足的助手？实际上，喂食（即所谓的辅助进食）应由受过专业培训的护理人员来负责。

- 下午和晚上是否还提供活动和娱乐项目？此外，如果这些活动安排几个月以来一成不变，比如每周一做手工、每周二唱歌……，这会让患者感到单调乏味，对他们并无益处。相反，如果能时不时地组织一些形式多样的活动，比如郊游、舞会、参观动物园或在每周集市购物等，则能为患者带来更加愉悦的体验，同时也能在患者心中留下积极的印象。

- 医养中心是否会按照合同规定，定期邀请家庭医生和专科医生前来为居民进行健康检查？这些医生能否随时应召？是否会出现未经与医生协商就将患者送往医院的情况？医生的定期访查非常重要，因为如果没有他们，即使是可以在医养中心内得到妥善治疗的疾病，患者也可能被迫前往医院，从而带来诸多弊端。如果医养中心频繁地将患者送往医院，这可能暗示其护理人员的专业水平不足。

- 护理人员是如何描述他们与那些具有挑战性行为的失智症患者的日常互动的？他们是否采取药物治疗？他们对精神类药物有何看法？如果医养中心内有许多住户看起来昏昏欲睡或无精打采，这可能是使用镇静剂的迹象。

- 对于那些焦躁不安的患者，除了药物治疗之外，还有其他方式吗？例如，制订锻炼计划、播放舒缓音乐、准备助眠的茶、涂抹精油或提供毛绒玩具等。

- 医养中心是否了解德国护理质量发展网（DNQP）所制定的专家标准，并且在实际护理工作中积极贯彻执行？这些标准涵盖了例如疼痛管理、预防跌倒和增强排尿控制力等方面的内容。

- 医养中心在日常护理中是否遵循了所谓的 Werdenfelser 原则？该原则主张

摒弃过于刻板的安全观念，最大程度上减少使用腹带、床栏和床边桌等限制患者自由的措施。

- 是否配备健身房？是否有足够宽敞的活动室？以及是否设有职业治疗室？
- 医养中心能否为来访者提供足够的过夜住宿设施？

不可否认，这份清单确实很长。但只要我们能够逐项解答其中的要点，并得到满意的答案，患者就能居住得更舒适，亲属也能更加安心。

向医养中心过渡：一个重要的转折点

圣灵医院是德国汉堡的一家大型医养中心，这里的护理部主任古德伦·弗兰克（Gudrun Franke）讲述了她在医养中心的日常生活与感悟。

您整天照顾体弱多病和记忆力衰退的老年患者，您喜欢这份工作吗？

我非常喜欢！在我16岁时，我就知道自己将来会从事护理工作。我现在仍喜欢与老年人打交道。对我而言，护理不仅仅是一份职业，更是一种使命。

很多人都担心在晚年住进医养中心，他们为什么会这样想呢？

我想，这可能是因为他们对这里存在一些误解。毕竟，这里并不能代替家庭，因此，我们的理念是：尽可能长时间地让老人在家中居住。初期，家庭护理是可以满足他们的需要的。

当家庭护理无法满足需求时，如何确保他们能顺利过渡到医养中心？

对于新入住的老年患者，我们会密切关注并提供关怀。我们会主动与他们交流，鼓励他们参与各种活动。同时，我们会建议亲属在房间添置一些他们熟悉的个人用品。如果他们在刚入住的几天里总是独自一人待在房间里，情绪低落，那么他们可能会难以适应新的环境。此外，为了确保过渡的顺利进行，我们需要尽可能多地了解这位老年患者的信息，包括他们的喜好、愿望、生活能力和需求等。我们需要知道哪些事情他们仍能独立完成，哪些事情又需要我们的帮助。在空闲时间，他们喜欢做什么？我们又能做什么让他们开心？所有这些细节都非常重要。

但是也存在一些问题，对吗？

确实如此。有研究表明，入住医养中心后老年患者的死亡率相对较高。这主要是因为在入住时，许多患者的身体状况已经非常差了。尤其是那些患有失智症的老年患者，环境的改变会对他们日常生活产生巨大冲击。然而，如果我们能够从一开始就与他们的亲属密切合作，共同帮助他们适应新环境，那么这种情况可能会有所改善。

总的来说，不住医养中心就一定更好吗？

答案并不绝对。随着记忆力和体力的衰退，住户所需的护理越来越多，而且往往是不分昼夜。这种高强度的照护任务，个人很难独立承担。例如，我们曾遇到过一位85岁的老人，她要全天候照顾87岁的丈夫。然而，随着时间的推移，她可能在身体和精神上都难以继续支撑下去。但这样的老年夫妇通常还未评定为需要护理的等级，因为妻子在某种程度上仍能勉强应对。作为专业的护理机构，我们会协助亲属申请护理保险，并在资金方面提供合理建议。我们还有一名工作人员，专门负责处理与政府部门相关的事务，为亲属提供指导。

这只适用于没有其他家庭成员的老年患者吗？

实际上，即便是有家庭的患者，家里情况往往也不尽如人意，因为兄弟姐妹之间可能会发生矛盾。比如有人曾和我说："如果我哥哥来了，不能让他见我妈妈！"对此，我回答说："我真心希望您妈妈能过得好，但我不想卷入你们的家庭纠纷中。"此外，在家庭护理中也并非一切都是那么美好。当护理人员上门检查家庭护理质量时，他们往往只能睁一只眼闭一只眼。实际上，并不是每个老年患者都能在家庭中得到完美照顾。

但是，如果我们曾向家人承诺，永远不送他们去医养中心，那该怎么办？

这是一个永恒的话题！当家庭护理无法继续满足需求时，将家人送入医养中心通常会让亲属们感到十分内疚。对此，我通常会这样安慰他们："你们需要保持自己的体力和健康，如果能多来探望，这就已经非常好了。"我还认识一对夫妇，丈夫住在医养中心，而妻子每天都会准备好茶点，前来看望。在这短暂的探望中，我们会协助重病的丈夫下床，让他坐在妻子的对面，享受这难得的二人时光。我觉得，正是这些时刻让这对夫妇更加珍视彼此。反之，如果妻子承担的家庭护理负担过重，那么她可能就无法像现在这样精心准备餐点，更无法像现在这样享受与丈夫的美好时光了。

为什么选择医养中心如此困难？

因为很多人都是到了迫不得已的时候才开始考虑这个问题。所以我建议大家尽早参加一些医养中心的参观活动。通常，区政府会组织此类参观活动。每个月都会有一批访客来参观，了解我们的工作、医养中心的环境和氛围。只有亲自参观，才能更加直观地判断这里的生活质量如何。

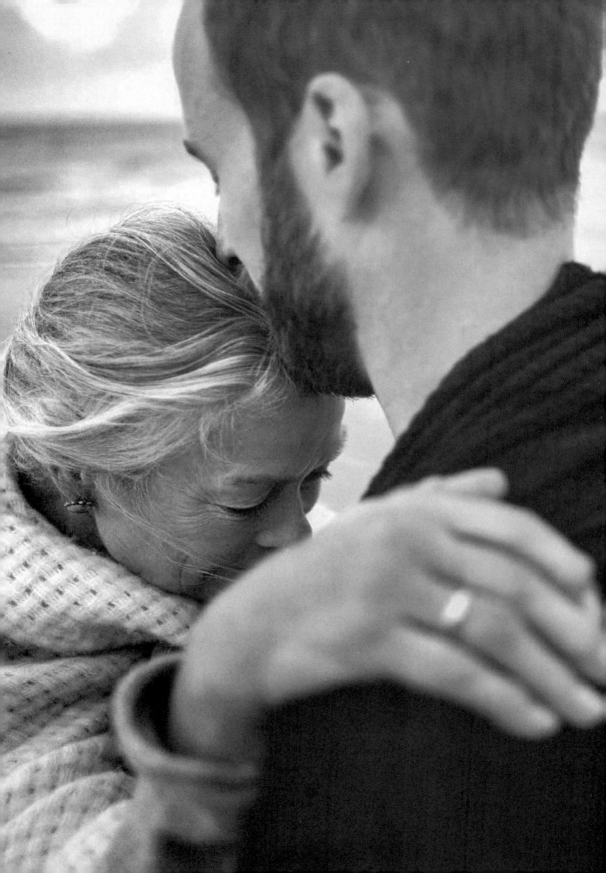

作 者

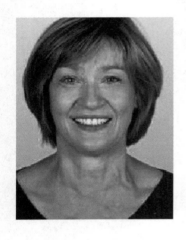

伊丽莎白·兰格（Elisabeth Lange）在大学期间攻读营养学，并曾在一家大型女性杂志担任编辑多年。目前，她定居于汉堡，是一名作家，致力于将最新的科学研究成果与实践知识相结合，通过文字向读者传递实用知识。继撰写了一系列有关健康饮食的畅销书后，她将目光转向了如何照护患有失智症的家人。为何选择失智症这一主题呢？作为一名营养学专家，她经常被问及，是否能够通过健康饮食来预防或减轻失智症的症状。这些询问者大多是承担照护工作的亲属，他们希望能找到实用的方法来应对紧张的日常照护。同时，她也受到自己家庭经历的影响，开始研究："我应该向谁寻求帮助？谁能为我提供支持？我如何才能成为一名优秀的照护者？"

图书在版编目（CIP）数据

失智症：静心照护/（德）伊丽莎白·兰格
（Elisabeth Lange）著；张俊，银妍妍，杨洋译.
重庆：重庆大学出版社，2025.2. --ISBN 978-7-
5689-4878-4

Ⅰ. R73.74

中国国家版本馆CIP数据核字第20248XX744号

失智症——静心照护

SHIZHIZHENG——JINGXIN ZHAOHU

［德］伊丽莎白·兰格　著

张　俊　银妍妍　杨　洋译

策划编辑：张羽欣

责任编辑：文　鹏　　版式设计：何海林

责任校对：关德强　　责任印制：张　策

重庆大学出版社出版发行

出版人：陈晓阳

社址：重庆市沙坪坝区大学城西路21号

邮编：401331

电话：（023）88617190　88617185（中小学）

传真：（023）88617186　88617166

网址：http://www.cqup.com.cn

邮箱：fxk@cqup.com.cn（营销中心）

全国新华书店经销

印刷：重庆市正前方彩色印刷有限公司

开本：720mm×1020mm　1/16　印张：14.5　字数：234千
2025年2月第1版　　2025年2月第1次印刷
ISBN 978-7-5689-4878-4　定价：58.00元